L'ART
DE
SOIGNER LES PIEDS.

AVERTISSEMENT.

Le ſieur LAFOREST eſt tous les Dimanches à la Cour. Il faut s'adreſſer à Verſailles, au ſieur *Lacomme*, Perruquier, petite Place, au coin de la rue de Marly, où l'on pourra ſe procurer l'eau pour la Toilette des pieds, à l'uſage de la Famille Royale ; ainſi que chez le ſieur LAFOREST à Paris. Elle ſe vend 6 liv. la bouteille, & 3 liv. la demi-bouteille.

L'ART
DE
SOIGNER LES PIEDS,

CONTENANT

Un Traité ſur les Cors, Verrues, Durillons, Oignons, Engelures, les accidens des Ongles & leur difformité;

PRÉSENTÉ AU ROI,

Par M. LAFOREST, Chirurgien-Pédicure de Sa Majeſté & de la Famille Royale.

A PARIS,

Chez l'Auteur, rue Croix des Petits-Champs, Maiſon de M. BOURDET, Chirurgien-Dentiſte du Roi.
BLAIZOT, Libraire du Roi, rue Satory, à Verſailles.

M. DCC. LXXXI.

AVEC APPROBATION ET PERMISSION.

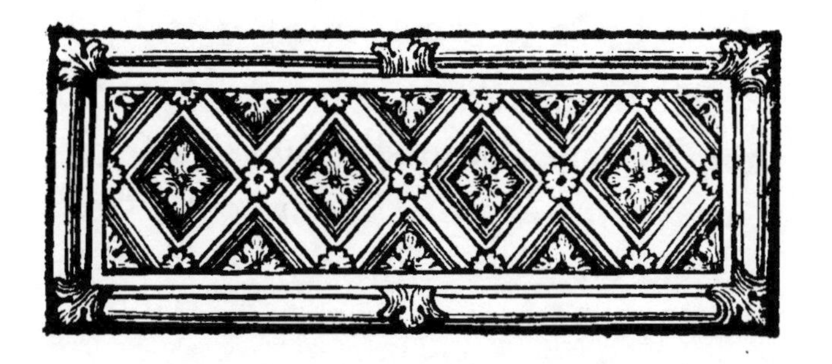

L'ART DE SOIGNER LES PIEDS.

INTRODUCTION.

C'EST à feu M. Rousselot, mon prédécesseur à la Cour, que le Public est redevable des premiers élémens de l'art de soigner les pieds. Avant lui, *Miton*, *Duval*, *Auvray*, *Pousse* & quelques autres avoient donné des spécifiques pour les cors, & avoient acquis une certaine confiance; mais à peine ces Praticiens étoient-ils connus.

M. Rouſſelot fit imprimer en 1762 un Ouvrage, intitulé : *Nouvelles Obſervations ſur le traitement des cors ;* & en 1769, un autre, intitulé : *Toilette des pieds, ou Traité de la guériſon des cors, verrues & autres maladies de la peau.*

Quoique ces deux Ouvrages ne continſſent pas tous les détails néceſſaires ſur cet objet, ils ne laiſſèrent pas de faire connoître leur Auteur, & de le mettre en réputation. Ils firent auſſi connoître qu'il étoit poſſible d'obtenir des ſoulagemens, qui, par la ſuite, pourroient procurer la guériſon radicale des cors & des autres incommodités qui ſurviennent aux pieds, ou, au moins, une cure palliative.

L'Ouvrage imprimé en 1762, ne contenoit que des détails peu ſatisfaiſans ; mais celui que M. Rouſſelot publia en 1769, faiſoit le détail de ce dont le premier ne donnoit que l'idée ; auſſi fut-il enlevé dès qu'il parut. Le projet de l'Auteur étoit de faire une nouvelle édition de ce Traité ſi bien accueilli du public ; mais il mourut trop tôt pour l'exécuter. Devenu ſon ſucceſſeur pour le ſervice de la Cour, & ayant traité avec ſa veuve, pour lui laiſſer, ſa vie durant, le moyen d'élever ſa famille, je demeurai poſſeſſeur de ſes manuſcrits, notes & obſervations. Je formai alors le projet de faire imprimer ce qu'une pratique conſtante du ſoin des pieds & les remarques de mon prédéceſſeur m'avoient appris, pour le communiquer au public, dans l'Ouvrage que je lui préſente.

Une choſe cependant m'arrêtoit dans l'exécution de ce projet, le défaut de qualité en public. Monſieur, Frère du Roi, m'honora, en 1778, d'un Brevet de Chirurgien *Pédicure*, attaché au ſervice de ſa Perſonne; & le premier avril de cette année 1780, Monſeigneur le Comte d'Artois m'a honoré du même titre. L'obſtacle levé, j'ai mis la dernière main à cet Ouvrage. S'il n'a pas le mérite de la diction, il aura certainement celui de l'observation la plus scrupuleuse, & de la plus exacte vérité. Au mois d'octobre dernier le Roi m'a honoré de sa confiance; & ce nouvel emploi auprès de Sa Majesté, n'a fait qu'augmenter le desir que j'ai toujours eu de me rendre utile au public.

1°. Il ne faut pas confondre le soin des pieds, avec les spécifiques propres à la guérison des cors. La toilette & l'entretien des pieds consistent simplement à se les faire soigner méthodiquement, & de manière à prévenir ou détruire tous les accidens qui les affectent; ce qui ne tient en rien au charlatanisme.

2°. Comme c'est une des premières jouissances de la vie, que de pouvoir se transporter librement où la volonté conduit; si l'on sent de la douleur aux pieds, l'on néglige de marcher, & la santé, par contre-coup, en reçoit un dommage réel.

. La méthode de soigner les pieds ne

peut que s'accréditer de jour en jour, puiſque ſon but eſt de maintenir les pieds dans une aiſance & dans une liberté continuelles, & que l'on doit regarder comme le plus grand des accidens qui puiſſent leur arriver, celui d'être privé de quelques mouvemens aux articulations.

Deux cauſes contribuent aux accidens qui affectent les pieds, la marche forcée & les chauſſures; une troiſième que l'on pourroit y joindre, eſt le peu d'attention que l'on apporte à les ſoigner. On doit cependant rapporter le tout à la chauſſure; car, en ſuppoſant la plus grande fatigue, les pieds, malgré leur délicateſſe, la ſupporteroient & s'endurciroient, ſi l'on n'en portoit pas.

Les chauſſures, en effet, expoſent à des frottemens continuels, qui donnent lieu à des cors, des durillons & des oignons: elles gênent les ongles dans leur accroiſſement; elles concentrent la tranſpiration naturelle, & la changent ſouvent en une ſueur âcre & corroſive; la peau s'excorie : de-là réſultent divers petits accidens, qui, faute de ſoins, donnent naiſſance à une infinité d'autres beaucoup plus fâcheux.

Le rapport & la connexité des différentes parties qui compoſent le pied, devroient bien engager à lui conſerver la liberté dans tous ſes mouvemens, qui déja ſont gênés par la chauſſure; cependant c'eſt la choſe à laquelle on penſe le moins.

Obligé, par état, de chercher la cauſe de ces accidens, j'ai examiné de près le travail que font les doigts ou orteils dans la marche, & j'ai remarqué que ces mêmes orteils étoient, non-ſeulement toujours en action pour maintenir l'équilibre & le poids du corps, mais encore qu'ils ſervoient infiniment au mouvement de progreſſion; ce qui ſouvent occaſionne les douleurs momentannées qui arrivent dans ces parties.

Nous apportons tous en naiſſant une

manière de marcher qui nous eſt donnée par la nature, & qui tient beaucoup à notre conſtitution première : un rien peut déranger cette marche ; ce dérangement cauſe des douleurs auxquelles on ne fait d'abord point d'attention : l'on ſoulage la partie douloureuſe, en fatiguant le côté oppoſé ; l'on perd inſenſiblement ſa marche ; &, comme il y a beaucoup d'articulation, il en reſte d'immobiles : la liqueur ſinoviale s'épaiſſit & ſe durcit au point de ſouder exactement deux os dans l'articulation ; l'on marche alors comme ſi l'on avoit des pieds poſtiches. C'eſt bien, je le répète, le plus grand des accidens, parce qu'il eſt abſolument incurable.

J'ai vu pluſieurs perſonnes à qui il auroit abſolument été impoſſible d'écarter un de leurs orteils, pour s'être miſes dans le cas dont je viens de parler, ou pour les avoir forcés dans des chauſſures trop courtes ou trop étroites. Les orteils n'étoient plus rangés comme ils devoient l'être naturellement, ce qui occasionnoit des durillons fâcheux au talon & à la plante du pied.

Les cors, qu'il ne faut pas confondre avec plusieurs excroissances cutanées, occupent toutes les parties du pied, mais principalement la tête des os qui entrent dans sa composition, les jointures des phalanges, dans leurs parties latérales, à leurs extrémités, ou la plante du pied. Ils sont très-douloureux, lorsqu'ils ont acquis une certaine grosseur, & qu'ils sont forcés, ou dans les changemens de temps. Ils sont tous d'une même nature, formés par la même cause, mais plus ou moins compliqués. Leur guérison n'est pas impossible; mais il est imprudent de l'assurer.

Les verrues sont ordinairement placées à la plante du pied. Elles sont très-douloureuses à cette partie, parce que tout le poids du corps porte dessus; mais il s'en trouve peu. Leur siège le plus ordinaire est aux mains; elles en occupent indiſtinctement toutes les parties : elles proviennent d'une humeur lente & craſſe, durcie dans les pores de la peau. Leur nature eſt abſolument différente de celle des cors, en ce qu'elles jettent leurs racines en dehors, au lieu que les cors ont les leurs en dedans. Il y a beaucoup plus d'erreurs populaires ſur leur traitement, que de moyens certains pour les guérir ; cependant je puis aſſurer leur guériſon avec les cauſtiques, mais cela demande des ſoins & la préſence d'un Praticien inſtruit.

Le durillon, en général, eſt une ſuite des divers frottemens qui macèrent & détachent l'épiderme, ou ſurpeau. Comme elle ſe régénère avec beaucoup de facilité, il s'en détache une grande quantité, qui, ſe réuniſſant, forme une eſpèce de carton.

Le durillon ſe détruit, en détruiſant la cauſe qui y a donné lieu. Le moyen de lui procurer une guériſon palliative, eſt de le diminuer avec un inſtrument commode.

Les oignons ont leur ſiège ſur la tête de l'un des os du métatarſe, & à ſon articulation avec le pouce; ils ſont ſouvent la ſuite de la dépreſſion des lames oſſeuſes de la tête de cet os, cauſée par une chauſſure trop courte. Les femmes y ſont plus ſujettes que les hommes, parce que leur chauſſure leur jette toujours le pied en devant, & comprime l'articulation de cet orteil.

La preſſion des oignons contre la chauſſure arrête la circulation, & cauſe la ſtagnation des liqueurs; elles entrent alors en fermentation, & ſouvent elles s'abcèdent avec douleur : il ne faut pas en ce cas s'efforcer de marcher. J'indiquerai ci-après les moyens de les ſoulager, ou de les guérir.

Les maux qui ſurviennent aux ongles ſont de deux eſpèces. Ils proviennent, ou d'un vice de première conformation, ou d'accidens inattendus, comme lorſqu'il tombe deſſus quelque corps peſant, ou qu'ils éprouvent un choc violent. Je détaillerai cet objet à ſon article. Je dirai ſeulement ici, qu'à l'égard des accidens qui leur arrivent, il faut, le plus tôt poſſible, y remédier, ſi l'on veut éviter leurs mauvaiſes conformations.

Il eſt une eſpèce d'incommodité, qui ſouvent affecte les pieds, & qu'on nomme engelures ou mules, ſuivant l'endroit auquel elles s'attachent. Cette incommodité a pour principe la ſtagnation du ſang, cauſée par le reſſerrement des vaiſſeaux capillaires de la peau, ce qui n'eſt occaſionné que par la rigueur du froid. Les humeurs, ainſi fixées, déchirent & ulcèrent les parties, & leur ſéjour les rendant plus âcres, occaſionne la douleur qu'on y éprouve.

La tranſpiration naturelle, interceptée par les chauſſures, ne demande que des ſoins. La ſueur perd le pied; la peau s'excorie, ſe brûle, blanchit, & il devient très-douloureux. On trouvera ci-après les moyens de parer à cet inconvénient.

Il n'eſt point de petits maux aux pieds ; parce qu'ils donnent naiſſance à une infinité d'autres, beaucoup plus fâcheux, comme je viens de le dire ; mais c'eſt particulièrement dans la jeuneſſe que l'on doit y faire attention, parce que, dans ce temps, il eſt toujours poſſible de remédier aux accidens.

Ce ſont ces conſidérations qui me font haſarder d'écrire ſur une partie qu'il faut tirer de l'aviliſſement. Mon déſintéreſſement ſera bien prouvé, quand le public connoîtra, par les détails exacts de ma manière d'opérer & de ſoigner les pieds, que je n'ai d'autres vues que de lui être utile. Je ſuis même perſuadé que mon exemple encouragera nombre de Praticiens, en cette partie, à tâcher de mériter ſa confiance, & j'aurai alors le bonheur d'avoir contribué à délivrer, ou préſerver l'humanité de maux, qui, légers en apparence, vont ſouvent juſqu'à conduire au tombeau ; ce qui n'eſt pas ſans exemple.

CHAPITRE PREMIER.

Des Cors.

ARTICLE PREMIER.

Définition des Cors.

LE cor a pris différentes dénominations, ſuivant les différens Auteurs. Avicenne (*a*) le définit une excroiſſance à peu près de la nature des ongles, laquelle vient près des jointures & vers les extrémités des doigts des pieds : il le nomme *Corne de pieds*. Cette définition ne paroît pas conforme à la nature des cors.

Les Latins ont appelé le cor, *verrue blanche* ou *clou*, par la reſſemblance qu'il a avec la tête du clou. Quelques-uns l'ont encore nommé *œil de pie* ou *de*

(*a*) Lib. 14.

coq, à cauſe d'une certaine tache noire que l'on apperçoit au centre, & que l'on diroit être la prunelle d'un œil.

Pluſieurs Auteurs, dans leurs Traités complets ſur l'art de guérir, ont dit un mot de cette partie. Celſe (*a*), traitant des maladies de la peau, diſtingue les cors qui abondent moins en ſang, que les autres excroiſſances de la peau. Bernard Valentin (*b*) en fait mention dans ſa grande Chirurgie, & rappelle des exemples de malheurs arrivés par la ſection imprudente des cors. Juncker (*c*) en fait un article détaillé, dans lequel il cite divers moyens propres à leur guériſon. Verduc (*d*) touche auſſi cet objet dans ſa Pathologie. Heiſter (*e*) en donne un Chapitre entier, qu'il diviſe

(*a*) Lib 5. cap. 28. nº. 14.
(*b*) Sect. 4. §. 3.
(*c*) Cap. 176.
(*d*) Tom. 2. cap. 51. art. 2.
(*e*) Cap. 176.

en deux articles. Dolœus (*a*) dans ſon Encyclopédie, Pigray (*b*) dans ſon Epitome, Lavauguion (*c*) dans ſon Traité des opérations, Col-de-Villars (*d*) dans ſon Cours de Chirurgie, & nombre d'autres, traitent des cors des pieds; mais, après avoir parcouru tous ces Auteurs, on a le déſagrément de voir qu'ils ſe ſont preſque tous copiés, ſans entrer dans aucuns détails ſatisfaiſans ſur cette partie.

En général on pourroit définir le cor, un tubercule rond, ou excroiſſance cutanée, qui approche de la nature de la verrue, ou du durillon, parce que, dans ce cas, il paroît une éminence ſur la peau.

M. Wiſemann (*e*) penſe qu'il y a une différence eſſentielle entre le cor

(*a*) Lib. 7.
(*b*) Chap. 13.
(*c*) Chap. 45.
(*d*) Des tumeurs, chap. 5. art. 12.
(*e*) Chirurg. lib. 1. c. 20.

& la verrue, en ce que celle-ci pouſſe la peau en dehors, & que l'autre, commençant, à la cuticule, jette ſes racines en dedans.

La pratique m'a confirmé cette vérité; je puis même ajouter qu'il y a encore une très-grande différence entre le cor & le durillon, en ce que celui-ci n'occupe que la ſuperficie de la peau, & que jamais il ne pénètre plus avant, tandis que le cor & la verrue ont leur ſiège dans la partie la plus intérieure de la peau, nommée le cuir.

Je vais, ſans m'arrêter à de plus amples détails, paſſer au développement des cauſes de cette infirmité.

ARTICLE II.

Des cauſes & de la nature des Cors.

ON attribue la cauſe du cor à une humeur épaiſſe & viſqueuſe, durcie dans les pores de la peau par une preſſion conſtante, qui forme enfin une ſubſtance calleuſe.

(*a*) Platérus prétend que ces excroiſſances ſont produites par le ſuc nourricier, deſtiné à l'uſage de la peau, arrêté & durci dans les pores par une preſſion conſtante.

Selon le ſyſtême de Lavauguion, il ſemble que la cauſe du cor provienne de la rupture des filamens nerveux du rézeau, ou *plexus* de la peau, & qu'alors le ſuc nourricier qui ſe diſtille continuellement de leurs extrémités, ſe coagule ſous l'épiderme, & forme, par ſon épaiſſiſſement la ſubſtance du cor.

Ce ſyſtême eſt non-ſeulement vraiſemblable, mais encore il ſe rapporte à tout ce que j'ai pu examiner dans la pratique ; car je n'ai jamais trouvé un vrai cor qui ne ſoit ou ſur l'articulation des phalanges, ou à l'extrémité de l'une d'elles.

Je conclus de-là que la cauſe du cor

(*a*) Troiſième titre de l'Extubérance, page 323.

& celle du durillon ſont la même. C'eſt une preſſion, ou un frottement qui leur a donné lieu ; à la différence cependant que la preſſion conſtante donne plus ſouvent des cors, comme les frottemens donnent des durillons, parce qu'ils attaquent plus particulièrement l'épiderme, ou ſurpeau, & que ſon ſiège eſt dans cette partie, tandis que la preſſion conſtante fait éprouver au plus profond de la peau un ſerrement contre la tête des os ; ſerrement qui cauſe enſuite le déchirement. Ce qui ſuit va le prouver.

En découvrant légèrement la ſuperficie d'un cor avec inſtrument tranchant, on apperçoit quelquefois deux & même trois points blancs, que le vulgaire appelle *racines* du cor ; ce ſont autant de déchiremens, ou, pour mieux dire, autant de points de rupture où la circulation de la lymphe s'eſt arrêtée & épaiſſie.

J'ai trouvé la ſubſtance calleuſe du cor quelquefois ſi ferme & ſi sèche, que ceux qui en étoient incommodés, bruſquant la douleur, occaſionnoient bientôt des meurtriſſures qui formoient des tumeurs & des abcès ; &, dans ce cas, le foyer de la ſuppuration, ſe trouvant au plus profond, & le pus ne pouvant ſe faire jour à travers le cal, il occaſionnoit des ravages affreux, qui, par un caprice de la nature, ont opéré la guériſon radicale, parce que la préſence du pus avoit détruit les adhérences du cor, & que, lors de la cicatrice, les liqueurs avoient pris d'autres routes ; mais c'eſt un moyen bien dangereux.

Quelquefois cette ſubſtance eſt comme de la glu, par trochique aſſez conſidérable ; mais cela n'arrive qu'aux perſonnes avancées en âge, & dont les cors ſont anciens, parce qu'il y a longtemps que la nature s'eſt frayée cette route, qu'elle s'y dégage en abondance, & que les liqueurs ſont dans un plus grand degré d'atténuation.

Je l'ai vue (rarement à la vérité) fermenter, au point de ſe diſſoudre en eau, renfermée dans une eſpèce de kiſte; que l'on trouvoit après avoir découvert la première ſuperficie.

Il ſe trouve nombre de cors, en deſſous deſquels il y a une petite poche pleine d'un ſang vermeil, qui, dans l'inſtant où il entre en fermentation, cauſe de grandes douleurs.

Il eſt une eſpèce de cor qui ſe place aux articulations des phalanges des orteils, particulièrement au petit doigt, & qui cauſe des douleurs cruelles. Je l'ai examinée de près, & j'ai cru reconnoître que ce cor provenoit, comme les autres, de la rupture, ou du déchirement des filamens nerveux de la peau; mais que ces déchiremens s'étant fait dans un temps où les capſules des articulations ont été tuméfiées, il s'eſt faits une adhérence de la peau avec ces capſules ligamenteuſes; & cela eſt d'autant plus douloureux, qu'au moindre frottement, la peau, faute de jouiſſance, s'en trouve vivement affectée.

Ordinairement ces cors abondent moins en matière excrémenteuſe à leur ſuperficie; mais, au moyen de l'adhérence, les liqueurs étant les mêmes, il n'eſt pas étonnant qu'elles ſe ſoient ouvert des paſſages, & qu'elles ſe pompent mutuellement.

Je ne dois pas oublier de dire que tous les vrais cors ne viennent pas ſeulement aux orteils. J'ai dit que le frottement ſur les parties oſſeuſes, ou la preſſion extérieure, cauſoit les déchiremens qui donnent naiſſance aux cors; la plante du pied, ſes parties latérales même en ſont quelquefois attaquées : alors ces cors ſont environnés d'un fort durillon qui augmente leur volume, qui les fatigue beaucoup, & qui les rend très-douloureux.

ARTICLE III.

De la douleur occaſionnée par les Cors.

PLUSIEURS cauſes contribuent à la douleur occaſionnée par les cors. J'ai déja fait voir que ceux qui avoient des adhérences aux membranes, étoient très-douloureux.

Quant aux cors ordinaires, qui ont à leurs extrémités une forme calleuſe, il ſe fait une filtration continuelle. La ſource étant au fond, il faut qu'elle faſſe effort pour ſe faire jour, & elle occaſionne par-là des tiraillemens affreux & inſupportables; ce qui cauſe quelquefois une inflammation très-douloureuſe.

Le cor eſt abſolument inſenſible en lui-même; la douleur n'eſt occaſionnée que par l'intimité & l'adhérence qu'il a avec la peau. La preuve en réſulte de la quantité que l'on peut en emporter avec l'inſtrument, ſans cauſer aucune douleur.

L'on pourroit comparer l'humeur excrémenteuſe qui forme la ſubſtance du cor, à de la corde à boyau, laquelle ſe reſſerre dans la ſéchereſſe, & ſe gonfle dans l'humidité. Dans l'un & l'autre cas, elle cauſe de la douleur, & ſouvent inflammation; *ce qui*, comme le prétend *Dionis* (a), *fait dire à tous ceux qui en ſont incommodés, qu'ils ont aux pieds un almanach qui leur annonce le changement de temps.*

Avant d'indiquer les moyens de guériſon palliative, ou radicale des cors, je crois devoir indiquer ceux de faire ceſſer & diſparoître certaines excroiſſances cutanées, qu'il ne faut pas confondre avec les cors. C'eſt ce que je vais faire dans l'article ſuivant, pour mettre ceux qui en ſont incommodés, en état de les diſtinguer & d'être en garde contre les charlatans, qui, ayant pu guérir ces ſortes d'excroiſſances, ſe flattent de guérir également toute eſpèce de cors.

(*a*) Opération de Chirurgie, page 656.

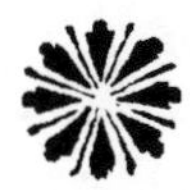

ARTICLE IV.

De quelques excroiſſances cutanées, auxquelles on donne vulgairement le nom de Cors.

IL ſurvient aux pieds nombre d'excroiſſances cutanées dont le détail ſeroit ici hors de place. On peut conſulter les Auteurs qui ont traité des maladies de la peau, principalement le Docteur *Turner* (*a*) & autres. Comme je n'ai pris pour ſujet de ce Traité que ceux des accidens qui ſont cauſés, ſoit par la fatigue de la marche, ſoit par les chauſſures, je me borne à cet objet.

Il ſe fait entre les orteils des frottemens en marchant. Si ces frottemens ſont continus, ils brûlent la peau; elle devient blanche de la largeur d'une lentille, parce que la ſueur ou la tranſpiration interceptées, occaſionnent une inflammation dans ces parties:

(*a*) Traité des maladies de la peau, art. 2. chap. 5.

Le

Le moyen d'être ſoulagé, c'eſt de faire emporter avec un inſtrument la partie blanche & brûlée, de ſe repoſer, & de mettre entre les orteils affectés un morceau de mouſſeline unie, qui deſſéche cette partie. Il ne faut pas craindre que le coton cauſe d'accident, parce que ces parties ne ſont jamais au vif.

Entre le petit orteil & le voiſin, près de leur articulation avec les os du métatarſe, la peau ſe trouve continuellement comprimée & pincée en marchant, ce qui détache l'épiderme; &, par la facilité qu'elle a de ſe régénérer, elle jette continuellement à l'extérieur des ſuperfluités que j'ai vues quelquefois égaler la groſſeur d'une noiſette.

Le moyen le plus certain de ſe délivrer de cette incommodité, c'eſt de faire emporter, avec un inſtrument tranchant, ce ſuperflu. Le fond ſe trouve vif & vermeil, c'eſt ce qui cauſe de la douleur, parce que ces excroiſſances, imbues d'une ſueur âcre & corroſive, irritent perpétuellement ces parties.

Après cette opération, il faut fortifier l'eſpèce de plaie avec de l'eau-de-vie de lavande, ou autre infuſion de ſimples à froid dans l'eau-de-vie. On garnit enſuite l'entre-deux des doigts avec du coton cardé, que l'on a ſoin de changer tous les jours, parce qu'il ſe pelote, & l'on ſe repoſe autant qu'il eſt poſſible.

On peut traiter ces incommodités comme les brûlures, parce que ce ſont en effet des eſpèces de brûlures, cauſées par le frottement que ſouffrent les orteils dans le marcher. L'onguent qui ſuit m'a ſouvent réuſſi :

Deux Blancs d'œufs,
deux onces de Tutie d'Alexandrie,
deux onces de Chaux vive, lavée dans neuf eaux,
une once de Cire neuve;
Ajoutez-y autant d'Huile roſat qu'il en faudra pour en faire un Onguent de moyenne conſiſtance.

Pour l'employer, on prend de la laine grasse ; on en forme un peloton que l'on enduit de cet onguent, & on l'assujettit avec une petite bande entre les deux doigts.

J'observerai que ces excroissances se trouvent plus particulièrement aux pieds des femmes. Elles sont occasionnées par leurs chaussures, qui contiennent leurs pieds comme dans une espèce d'entonnoir, où ils s'efforcent toujours d'entrer, au moyen de la hauteur de leurs talons.

Enfin, à divers endroits du pied, par un desséchement des fibrilles nerveuses de la peau, il se forme à la superficie de petits nœuds qui ne laissent pas de gêner les parties voisines, & qui, d'ailleurs, prennent de l'accroissement ; ce qui est aussi gênant que si l'on avoit des grains de sable dans ses chaussures. Il faut les emporter au plus profond de la peau, cela lui redonne son élasticité première ; &, comme il est possible de les emporter entièrement, & qu'il ne reste aucune végétation, une ou deux opérations délivrent pour toujours de cette incommodité.

ARTICLE V.

De la Cure palliative des Cors.

LA cure des cors se divise en *palliative*, & en *radicale*. Souvent celle-ci est la suite de l'autre; mais elle ne peut jamais se tenter, que l'on n'ait mis la première en usage.

La cure palliative consiste à emporter & extraire, autant qu'il est possible, le cal des cors, avec un instrument tranchant, car il est certain que les cors se reproduisent des racines du cal que l'on n'a pu extraire.

Plusieurs personnes sont dans l'usage de mettre leurs pieds dans l'eau une demi-heure, ou environ, avant de procéder à cette opération; mais il est bien plus avantageux de les faire couper & extraire à sec, lors, toutefois, que l'on confie ses pieds à un Praticien prudent.

Celui qui opère peut & doit découvrir, ſans douleur, la ſuperficie des cors: cela lui fait appercevoir les différens couloirs de la matière excrémenteuſe, qui s'annonce par autant de points blancs ou noirs, que vulgairement on nomme *racines du cor.* On les cerne au plus profond, ce qui eſt d'autant plus facile, que ces parties, n'étant pas ramollies par l'eau, paroiſſent fort diſtinctes.

Il ne faut employer aucune force pour couper les cors, mais ſeulement contenir l'inſtrument, & en élever le tranchant, afin qu'il ne s'engage pas dans le cal. L'inſtrument qui ſert à découvrir la ſuperficie du cor doit être plat; & ceux qui doivent ſervir à cerner les racines doivent être pointus & concaves, afin de les extraire au plus profond. Si cependant la ſuperficie du cor étoit ſi ferme & ſi sèche, que l'on ne pût l'emporter ſans courir le riſque d'émouſſer le tranchant de l'inſtrument, ou cauſer des tiraillemens douloureux, il faudroit bien l'humecter avec de l'eau tiède ſimple, ou avec des ſpiritueux.

Les cors qui, après avoir été découverts à leur ſuperficie, ne laiſſent appercevoir aucun point blanc ou noir, ne doivent pas être coupés fort avant, autrement ils ſaigneroient. Il faut, quand on apperçoit au fond une couleur de chair aſſez naturelle, tondre les environs, & l'opération eſt faite. S'il exiſte au deſſous du cal une eſpèce de kiſte rempli d'eau, il faut lui donner iſſue; & s'il y a du ſang prêt à s'extravaſer, ce qui s'apperçoit à une tache rouge & vermeille qui occupe le centre, il faut enlever tout ce qui eſt cal, & ne laiſſer qu'une pellicule ſur la poche de ſang qui ſe deſſéchera, ou, ce qui eſt mieux, lui donner iſſue.

Cette première opération bien finie, l'on met les pieds dans l'eau environ un quart d'heure; les adhérences à la partie calleuſe que l'on vient d'extraire, ſe gonflent; il paroît, où étoit le cal, une élévation très-blanche & ſpongieuſe, que l'on emporte de nouveau au ſortir de l'eau. C'eſt alors que l'on peut être aſſuré d'avoir obtenu une guériſon palliative aſſez durable; ſouvent même, par ce moyen, j'ai détruit pluſieurs cors. Je vais à préſent détailler les inconvéniens qui ſuivent la méthode de mettre ſes pieds dans l'eau avant de faire couper ſes cors, & indiquer les vrais moyens de les ſoigner ſoi-même avec ſûreté.

Mettre ſes pieds dans l'eau, c'eſt donner lieu à un ramolliſſement de toutes les parties calleuſes; c'eſt mettre & le cal, & les chairs qui l'avoiſinent, dans un même état, de manière qu'il n'eſt plus poſſible à celui qui opère de diſtinguer ce qui eſt cal d'avec les chairs, & il a bien plus de peine à conduire l'inſtrument. Il ſe contente alors de cerner le cor au plus profond, & de tondre les environs.

Mais quelque habileté, quelque connoiſſance que l'on ait dans cette partie, il eſt impoſſible de ne pas laiſſer exiſter quelque portion calleuſe, qui ne ſeroit pas reſtée en ſuivant la méthode que j'ai précédemment indiquée.

Cependant cet uſage ne doit pas être proſcrit entièrement ; car, ſi l'on coupe ſes cors ſoi-même, il eſt bon de mettre ſes pieds dans l'eau demi-heure avant : la raiſon de cette précaution eſt, que l'on eſt toujours mal à l'aiſe pour opérer, & que ſi, malheureuſement, en coupant un cor, l'inſtrument venoit à s'engager dans le cal avant que l'on eût ſenti de la douleur, on pourroit avoir attaqué une partie nerveuſe ou tendineuſe, ouvert les membranes de l'articulation & ſéparé les ligamens, ce qui peut cauſer des ravages affreux, & même la mort.

Il ne faut pas croire qu'en coupant un cor, & le faiſant ſaigner, il peut s'en ſuivre la mort ; c'eſt une erreur : s'il arrive des accidens fâcheux, ils ne peuvent être que les ſuites de la négligence

& du peu de ſoin que l'on apporte à ces coupures ; car ſouvent, en coupant un cor ſoi-même & à ſec, l'inſtrument s'engage dans le cal juſqu'au vif ; on retire l'inſtrument, & le cal, venant à ſe rejoindre, enferme ou du ſang qui s'extravaſe, ou de la mal-propreté, ce qui cauſe une ſuppuration ſouvent dangereuſe, particulièrement ſi le ſang eſt attaqué de quelque vice, ou ſi les perſonnes ſont fort âgées, & ont par conſéquent les extrémités foibles & débiles.

Cette cure, que je nomme palliative, pourroit s'appeler de préparation pour parvenir à la radicale ; car il ſeroit impoſſible d'eſpérer cette dernière, ſi l'on n'avoit primitivement mis celle-ci en uſage.

ARTICLE VI.

De la Cure radicale des Cors.

Il faut toute la hardieſſe poſſible pour aſſurer la guériſon radicale de toute eſpèce de cors, & une confiance aveugle

& téméraire pour se livrer aux épreuves dangereuses que l'on met en usage, & dont on est souvent la victime.

J'ai fait voir la nature des cors, & prouvé le peu d'assurance que l'on pouvoit donner de leur guérison; mais, d'ailleurs, il est facile de juger soi-même que lorsque la nature s'est frayé la route d'un écoulement quelconque, il est extrêmement difficile de la changer. Tout ce que l'on peut faire, c'est d'essayer avec circonspection de la détourner; mais on ne peut jamais en assurer la réussite positive.

J'ai fait quantité d'épreuves sur nombre de personnes qui auroient tout risqué pour en obtenir la guérison : elles m'ont souvent réussi; mais j'ai employé divers moyens, & souvent je n'ai réussi que contre mon attente, tandis que celles qui me paroissoient infaillibles n'avoient aucuns succès.

Ce n'est pas d'aujourd'hui que la recherche d'un spécifique pour les cors en général, a été reconnue infructueuse. Le Docteur *Turner* (*a*) dit, d'après *Sydenham*, l'Hippocrate Anglois, que si quelqu'un employoit toute sa vie à découvrir un spécifique pour les cors, il mériteroit bien de la postérité, & auroit suffisamment servi le genre humain.

D'après des autorités de cette espèce, ne seroit-ce pas une folie que de se vanter de posséder un spécifique radical pour la guérison de toute espèce de cors ? n'est-ce pas une absurdité incroyable d'imaginer que le même spécifique agira avec la même force sur les qualités différentes des peaux ? Il faut n'avoir jamais vu ni suivi l'accroissement & la destruction des cors, pour tenir un pareil langage.

Les gommes sont un des meilleurs spécifiques pour la guérison des cors ; j'ai particulièrement éprouvé cet effet

---

(*a*) Traité des Maladies de la Peau, tom. 2, chap. 5.

du *galbanum*. Il échauffe, attire & résout : avec ces qualités, il opère souvent la guérison des cors ; mais il est d'une odeur si fétide, qu'il faut en quelque sorte se séquestrer de la société pendant que l'on en fait usage. On le fait dissoudre dans le vinaigre, & l'on en met gros comme un pois sur les cors, après les avoir bien préparés ; on les couvre ensuite de peau, & l'on a soin de changer cet opiat toutes les vingt-quatre heures, & de racler la petite surpeau. La poix navale dont se servent les cordonniers, est fort bonne pour les détruire ; on l'emploie comme le galbanum.

La gomme ammoniac ramollit, attire & résout les tumeurs & duretés, ce qui la rend bien efficace pour guérir les cors. En général, tout ce qui amollit, fond & résout, a la même propriété, mais principalement toute espèce de gomme. Je vais donner quelques recettes d'emplâtres qui m'ont également bien réussi.

Emplâtre composé par Sennert.

Une once de Poix navale ;
une demi-once de Galbanum dissous dans le vinaigre ;
un scrupule de Sel Ammoniac ;
un gros & demi de grand Diachylum.
Mêler le tout selon l'Art.

Du Recueil des Méthodes de M. Helvetius.

Une demi-once d'Antimoine cru, pulvérisé ;
deux dragmes de Mercure doux ;
& six grains de Sublimé corrosif.

Broyez le tout pendant long-temps sur le porphyre, & l'incorporez exactement avec l'huile d'œuf, pour en faire un onguent de moyenne consistance. L'on en applique sur le cors, gros comme une lentille, après qu'il a été bien préparé ; l'on réitère toutes les vingt-quatre heures ce même pansement ; il m'a souvent réussi.

Je joindrai, d'après M. Rousselot (a), la recette d'un onguent que feu Son Altesse Sérénissime Monseigneur le Comte de Clermont, Prince du Sang, fit plusieurs fois composer en sa présence, pour le distribuer *gratis*.

Prenez de la Céruse lavée à l'eau rose, de la Litharge broyée à l'eau de muguet, du Minium purgé à l'eau de morelle, de chacun trois onces; de l'Huile de Rose par infusion, vingt-deux onces, de la Cire vierge, jaune, une livre : mettez le tout dans une terrine vernissée, joignez y quatre onces d'Eau de Morelle; faites cuire le tout à petit feu, jusqu'à ce que l'eau soit évaporée, en remuant toujours avec une spatule de bois, pour empêcher la litharge de brûler, & pour qu'elle se communique : quand vous appercevrez que le tout ensemble prendra consistance, vous retirerez la terrine du feu, pour y ajouter sept gros de

---

(a) Toilette des Pieds, page 33.

Camphre raffiné & broyé dans ſix à ſept gouttes d'eſprit d'eau-de-vie de lavande, & ſix gros de Térébenthine ; alors vous remuerez le tout juſqu'à ce qu'il ait pris une conſiſtance d'emplâtre ; vous l'étendrez ſur un marbre pour en faire des magdaléons. Il faut, pour s'en ſervir, employer de la peau de gant.

J'ai éprouvé tous ces emplâtres, dans leſquels, s'il y entre des cauſtiques, il entre auſſi aſſez de correctifs pour que l'on n'ait rien à craindre ; & je puis aſſurer que les peaux les plus délicates ne riſquent point d'en faire uſage ; au contraire, l'uſage réitéré de leur application peut amener la deſtruction des cors, en ne gênant plus la circulation. L'on peut encore employer avec beaucoup d'efficacité les emplâtres qui ſuivent :

L'Emplâtre de Vigo avec ou ſans le Mercure.

Celui de Grenouille avec le Mercure.

Celui *de ranis* de Mynſicht, le mucilage, le diapalme, &c.; & l'on en recevra de grands ſoulagemens, même la guériſon, ſi les cors ont été bien préparés, & pourvu que l'on ſoit conſtant dans l'application du remède.

Je vais encore indiquer quelques moyens plus ſimples, mais deſquels il ne faut attendre que des ſoulagemens momentanés, parce qu'il faut toujours en venir à faire extirper le cal.

La Cire verte à criſtaux, ou la Cire molle dont ſe ſervent les Notaires, le Savon de toute eſpèce, la peau d'Empois que l'on trouve chez les Chandeliers, la Joubarbe pilée, les feuilles de Souci, celles de Roſe, la Vermiculaire qui croît le long des murailles, la feuille de Lière & autres adouciſſans & émolliens, qui maintiennent le cal des cors dans un état de molleſſe & de diſſolution, peuvent s'employer.

Les remèdes cauſtiques ſont ſans contredit les plus ſpécifiques pour la deſtruction radicale des cors, après qu'ils sont bien préparés; mais les inconvéniens de l'emploi sont très-dangereux, parce que ces caustiques venant à se fondre, peuvent attaquer le genre nerveux, les tendons, & faire des ravages affreux. J'aimerois mieux me servir des cautères actuels pour cautériser les différens couloirs de la matière excrémenteuse; car c'est tout ce que l'on peut desirer que de diviser la matière, & lui faire enfiler d'autres routes que celle qui produit la formation du cor.

Avicenne (*lib.* 4.) conseille de dessécher par degré le cor avec un morceau de bois enflammé, qu'on approchera du mal le plus qu'on pourra: il faut, selon lui, réitérer cette opération jusqu'à ce que le cor soit emporté, & appliquer ensuite du beurre cuit, pour achever de dessécher la racine du cor.

Chauliac (*a*) indique un autre remède

(*a*) Chap. 7 de son sixième Traité.

dont l'effet me paroît auſſi incertain que celui du précédent. Il faut, dit-il, racler la partie du cor qui excède, & l'applanir le plus qu'il ſera poſſible; enſuite appliquer une platine de fer blanc, ou un emplâtre, au milieu de laquelle ſera percé un trou de la grandeur du cor, & verſer une goutte de ſoufre brûlant, qu'on laiſſe éteindre ſur la partie du cor; après quoi le frotter avec du cérat, & prendre du repos.

M. Rouſſelot (*a*) rapporte l'hiſtoire d'une perſonne de conſidération, renfermée depuis dix ans au Château de la Baſtille. Il dit que cette perſonne, après avoir guéri des verrues qui lui défiguroient les mains, employa avec autant de ſuccès le même moyen pour ſes cors. Elle faiſoit un peloton de la toile d'une araignée, le poſoit ſur le cor, & y mettoit le feu; la toile, ainſi pelotée, ne ſe conſumant que par degrés, lui faiſoit

(*a*) Toilette des Pieds, page 63.

reſſentir les plus vives douleurs ; mais elle parvint par ce moyen à faire diſparoître ſes verrues, & enſuite ſes cors.

J'ai indiqué ces trois remèdes violens, parce que, s'il ſe trouve quelqu'un aſſez téméraire pour les mettre en uſage, la douleur cruelle qu'ils feront éprouver, avertira qu'on ne doit pas pouſſer la tentative plus loin. Le dernier de ces moyens m'a cependant réuſſi ; mais il ne faut pas l'employer indiſtinctement ſur tous les cors.

J'avoue qu'une perſonne qui ſouffre, oſe quelquefois tout entreprendre pour obtenir du ſoulagement, & que dans ce cas on emploie ſans répugnance les remèdes les plus forts, croyant en éprouver de plus prompts & de meilleurs effets ; mais il ſeroit fort imprudent de courir les riſques de s'eſtropier, ce qui arriveroit, ſi les cors avoient de fortes adhérences aux parties nerveuſes ou tendineuſes de la plante du pied ou des orteils ; &, dans le cas où l'on ſe déterminerolt à employer ces moyens, il ne faudroit jamais les risquer de son chef, mais appeler ceux qui sont en état de juger & du mal & du remède.

Une dernière réflexion qui mérite que l'on y fasse attention, c'est de ne jamais employer que des palliatifs dans le cas où les cors sont douloureux, & lorsqu'il y a inflammation: si l'on veut tenter la cure radicale, il faut attendre que l'inflammation soit dissipée, pour ne point risquer d'augmenter le mal.

Lorsqu'un cor est douloureux & qu'il y a inflammation, il n'y a plus à balancer; il faut prendre du repos, pour tâcher d'obtenir la résolution de l'inflammation, qui peut n'avoir été causée que par une marche forcée, ou par des chaussures gênantes. Mais, dans le cas où l'inflammation ne diminueroit pas, c'est une preuve qu'il y aura abcès aux environs ou au dessous du cal; il faut alors appliquer sur le cor un emplâtre d'onguent de la Mère, que l'on étend ſur un morceau de peau de gant de la largeur d'une pièce de vingt-quatre ſous, & couvrir le pied d'un cataplaſme compoſé de mie de pain & de lait, auxquels on ajoutera deux jaunes d'œufs. L'on changera ce cataplaſme auſſitôt qu'il ſe deſſéchera. L'on peut même, ſi l'inflammation eſt conſidérable, faire ſur toute la partie une embrocation d'huile roſat, avant d'appliquer le cataplaſme.

Cet accident bien ſoigné eſt l'affaire de deux fois vingt-quatre heures, ſans laiſſer à craindre d'autres accidens. Le pus ſe fait jour aux environs du cal, où l'on donne iſſue à la matière ; on lave la partie avec du vin chaud, & l'on applique deſſus un emplâtre de grand diachylum, qui achève de cicatriſer.

En coupant un cor ſoi-même, on peut, s'il eſt ſur les parties latérales des orteils, ouvrir une petite artériole, ce qui donneroit du ſang en abondance : il ne faut pas s'effrayer, mais appliquer ſur l'ouverture un morceau d'agaric de chêne que l'on trouve chez les Apothicaires, & le contenir avec un petite bande. A défaut d'agaric, on met ſur l'ouverture un petit morceau de papier brouillard, & deſſus une petite compreſſe : la réunion ne tarde pas à ſe faire, parce que ces parties ne ſont point charnues, & qu'il y a un point d'appui.

On peut encore piquer un nerf ou un tendon ; la douleur alors ſeroit horrible, & même convulſive.

Dans ce cas, il faut employer les remèdes balſamiques purs, tels que l'huile de térébenthine, celle de cire, ou celle des Philoſophes : les baumes de Fioraventi, du Pérou, de mille-pertuis, ou l'eſprit de vin.

Souvent trop de crédulité, ou d'inexpérience, fait que l'on applique ſur les cors des emplâtres composés de cantharides, ou de cauſtiques violens, qui occaſionnent des ravages conſidérables ; il ſurvient inflammation, la peau s'excorie, les tendons ſe trouvent quelquefois découverts. Il ne faut pas, dans ce cas, employer les onguens gras & onctueux ; il faut y appliquer les ſpiritueux & deſſéchans, & avoir attention d'appliquer ſur toute la partie un cataplaſme émollient, pour diſſiper l'inflammation.

S'il s'étoit formé eſcarre, il faudroit en procurer la chute par un digeſtif fait avec le beurre frais, l'huile d'amandes douces, un jaune d'œuf & le ſafran, ou ſe ſervir de baſilicum avec un peu de baume de térébenthine, & lever ce digeſtif lorſque l'eſcarre viendra lâche & mouvante, pour y ſubſtituer les remèdes balſamiques que j'ai indiqués pour la piquure des tendons & des nerfs.

Tant de précautions paroîtront minutieuſes pour des maux ſi légers en apparence ; mais il ne faut pas perdre de vue qu'il n'eſt pas de petits maux aux pieds.

D'ailleurs, il faut remarquer que les os des phalanges des orteils ſont ſpongieux,

& nullement croûteux, par conséquent faciles à se carier ; que les cors sont près des gaînes des tendons, souvent adhérens, & capables de communiquer leur douleur dans tout le corps musculeux auquel ils appartiennent ; & que la pente des humeurs & le vice des liqueurs peut se communiquer par ce moyen à toute l'habitude du corps : c'est pourquoi il faut, autant qu'il est possible, remédier promptement à ces accidens.

Je passe maintenant à ce qui concerne les verrues & la manière de les traiter.

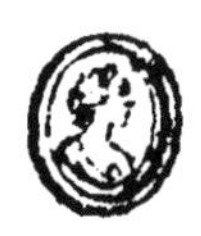

CHAPITRE II.

DES VERRUES.

ARTICLE PREMIER.

Des causes & de la nature des Verrues.

SUIVANT *Galien* (*a*) les verrues sont une matière hétérogène & contre nature, qui se trouve poussée avec violence vers la peau, par la force des facultés internes ; d'où il faut conclure qu'elles sont de la nature de tous les autres boutons ou pustules qui paroissent sur la peau.

Suivant *Juncker*, les verrues sont des excroissances extraordinaires des fibrilles nerveuses de la peau, qui s'attachent sur-tout au visage & aux mains. Les principes de toutes ces excroissances procèdent d'une humeur grossière, mélan-

(*a*) Lib. 2 de morb.

colique ou flegmatique ſalée, & convertie en mélancolie, qui, deſtituée de circulation, s'épaiſſit inſenſiblement, & forme ces calloſités qu'on appelle verrues. Cette ſorte d'incommodité ne produit aucune douleur, en lui laiſſant un libre cours; elle défigure ſeulement la partie affectée.

Ce qui diſtingue les verrues des cors, c'eſt que ceux-ci ont leur baſe beaucoup plus large au fond de la peau, & très-petite à ſon extrémité, tandis que les verrues ont une ſurface plus ou moins large au niveau de l'épiderme, & qu'elles forment une eſpèce de pivot. J'ait dit qu'elles ne cauſoient aucune douleur; mais celles ſituées à la plante du pied ſont très-douloureuſes, parce qu'elles ſont continuellement macérées dans la marche.

On compte pluſieurs ſortes de verrues, qui toutes procèdent du même principe; il n'y a de différence que dans l'eſpèce, ce que je vais faire enſorte de développer le plus clairement qu'il me ſera poſſible.

Les verrues ſont différenciées quant à l'eſpèce, & le ſont également quant aux effets. Les anciens ne s'accordent pas avec les modernes ſur leur nom, leur nature & leur cauſe : c'eſt pourquoi je ne parlerai ici que des plus connues.

Les verrues proprement dites ſont de trois eſpèces ; ſavoir, les rondes, les plates, & les pendantes. Elles s'attachent plus aux mains & au viſage qu'aux pieds.

Les rondes, qui ſont les plus ordinaires, ont une tête ſemblable à celle d'un petit porreau ; c'eſt auſſi la raiſon pour laquelle on leur donne le nom de cette plante, & parce qu'elles s'attachent à la peau par de petits filamens.

Les plates ont une baſe moins élevée que les précédentes, mais ſont beaucoup plus larges : on les nomme en latin *verrucæ formicariæ*, verrues de fourmis, ou verrues baſſes ; parce qu'en coupant leur ſuperficie, on éprouve une douleur ſemblable à celle que cauſent ordinairement ces ſortes d'inſectes. *Celſe* prétend qu'elles s'attachent plus volontiers à la paume de la main & à la plante des pieds, comme je l'ai remarqué, ayant ſouvent trouvé de ces verrues à la plante des pieds, où elles cauſent de très-grandes douleurs.

Les pendantes ont une élévation ſur la peau ; on les nomme par cette raiſon verrues pendantes, *verrucæ penſiles*, ou *achrocorda* : celles-ci naiſſent ordinairement ſur les mains des enfans, & tombent d'elles-mêmes.

On met encore au rang des verrues différentes eſpèces de condylômes, tels que le fic, le mariſca, les crêtes & les thymus ; on y met auſſi différens tubercules, comme le charbon, le furoncle & les bourgeons, le *noli-me-tangere*, le ptérygion ; & enfin des taches de la peau, comme les alphos, le melas &

la leucée : mais je m'en tiendrai ſeulement aux verrues proprement dites.

ARTICLE II.

Du traitement des Verrues.

ON connoît deux manières de traiter les verrues ; ſavoir , l'extirpation, ou l'application des remèdes extérieurs. Le Docteur Turner en diſtingue trois , le cautère actuel ou potentiel , l'inciſion , & la ligature.

Ces différens traitemens ont lieu ſuivant les différentes eſpèces de verrues ; mais il faut , avant tout , examiner ſi l'excroiſſance n'eſt point accompagnée de quelque vice malin qui puiſſe la faire devenir cancéreuſe. Dans ce dernier cas, les ſignes diagnoſtics ſont un picotement continuel & une douleur extraordinaire dans la partie affligée. Il faut examiner en ſecond lieu ſur quelle partie la tumeur eſt ſituée , afin de pouvoir déterminer le genre de remède ou de traitement que l'on peut employer , autrement on exposeroit le malade aux accidens dont j'ai parlé dans le chapitre des cors.

Les verrues rondes & pendantes étant à peu près semblables, se traitent également, lorsqu'elles sont situées avantageusement, c'est-à-dire, lorsqu'elles ne se trouvent point placées sur les jointures des phalanges : on peut employer la ligature, & l'extirpation peut s'en faire sans laisser à craindre de fluxion. Pour y parvenir, il faut lier la verrue dans sa racine avec un crin, ou du fil ciré, & serrer par degrés, autant que le malade peut le supporter. Alors, les sucs qui se portoient dans cette partie, étant interceptés au moyen de la ligature, il est sans difficulté que les verrues doivent se dessécher & tomber d'elles-mêmes. Pour opérer une chute plus prompte, il seroit extrêmement dangereux de les frotter avec de l'arsenic ou du sublimé. On peut, lorsque la verrue est tombée, toucher la racine avec quelque eſcarotique, ou ſimplement avec une aiguille rougie au feu; ou bien ſe ſervir de la toile d'araignée, comme je l'ai indiqué à l'article de la guériſon des cors.

On peut employer l'inciſion pour traiter les verrues de la même eſpèce. Cette opération ſe pratique en la coupant au niveau de la peau ; mais alors il eſt néceſſaire de cautériſer, pour deſſécher radicalement la racine, au lieu que la ligature peut ſouvent l'emporter toute entière.

On peut encore les enlever de la même manière que les cors, en les cernant légèrement tout autour avec le biſtouri ; mais cette opération ne ſe doit confier qu'à une perſonne expérimentée, ſi l'on ne veut pas s'expoſer au danger qui pourroit réſulter de l'inexpérience du praticien.

Les verrues baſſes, ou verrues de fourmi, qu'on nomme *myrmecia*, ſont encore plus difficiles à emporter que les précédentes, par la raiſon qu'étant moins élevées ſur la ſurface de la peau, les racines ont plus de profondeur.

Sur cela pluſieurs Auteurs ſont d'avis de cautériſer, & emploient en effet les eſcarotiques les plus violens, tels que le ſoufre, la pierre infernale ou le ſublimé ; mais c'eſt un genre de traitement trop dangereux pour pouvoir être conſeillé : je vais en citer un exemple rapporté par *Turner*.

(*a*) » Une fille fort incommodée de » verrues, ſenſible aux reproches de » mal-propreté qui lui furent faits à » cet égard, s'adreſſa, pour s'en dé- » livrer, à un barbier qui, pour un » demi-écu, en entreprit la cure. Pour » y réuſſir, il en entoura d'abord plu- » ſieurs de terre glaiſe, couvrit leurs » tête avec du ſoufre, auquel il mit » le feu avec une allumette. La coura-

---

(*a*) Turner, Chapitre V, ſeconde partie, pages 26 & 27 des maladies de la peau.

» geuſe fille, remplie du deſir de ſe voir
» délivrée de cette difformité, ſupporta
» la douleur en héroïne, & dit même
» au barbier de continuer à brûler ces
» excroiſſances, s'il le croyoit néceſ-
» ſaire; mais cet empirique l'ayant aſ-
» ſurée que celles-là étoient ſuffiſam-
» ment brûlées, il lui ordonna ſeule-
» ment de mettre à la place de la terre
» glaiſe un peu de beurre frais, & de
» revenir le lendemain pour en entre-
» prendre d'autres. Elle fut tourmentée
» par la ſoif & la chaleur durant toute la
» nuit, qu'elle paſſa fort inquiète; elle
» trouva le matin la main & le bras enflés
» juſqu'à l'épaule, avec douleur & in-
» flammation. Dans cet état elle envoya
» chercher le barbier, qui, fort ſurpris
» de l'accident, fut chercher un Chi-
» rurgien, qui, un peu moins ignorant
» que lui, fit une embrocation ſur le
» bras avec l'huile roſat, & appliqua le
» cataplaſme de mie de pain & de lait
» ſur le dos de la main. La douleur fut

» adoucie & la tumeur défenflée par
» cette méthode ; mais continuant, après
» la chute des efcarres, les applications
» graiffeufes, les tendons découverts
» dans deux des articulations des pha-
» langes fe corompirent, comme l'au-
» roient fait les ligamens & les cartila-
» ges, fi une perfonne plus expérimentée
» n'eût été appelée ; mais, malgré tous
» fes efforts une des articulations refta
» gênée, & une autre prefque fans mou-
» vement. »

Il paroît affez clair que la tumeur & l'inflammation du bras furent occafionnées par la grande fenfibilité des jointures des doigts, que l'opérateur ne diftingua point des parties charnues & moins fenfibles, ni à l'égard de la dofe du foufre, ni à l'égard du panfement.

ARTICLE III.

Des différens Moyens de guérir les Verrues.

RHAZIS prétend que pour résoudre & dessécher les verrues, il faut les frotter avec des feuilles de caprier, ou des carobes humides, jusqu'à parfaite guérison.

D'autres conseillent d'appliquer dessus des feuilles pilées de millefeuille, d'herbe à Robert, de pourpier des Indes, de grande scrophulaire, de la vertucaire ou herbe aux verrues, dont on distingue la grande & la petite, qui naissent toutes deux le long des chemins & des lieux incultes & sablonneux. Chacune de ces herbes pilées peut s'appliquer séparément ou ensemble. Leur vertu est de relâcher les parties, & de résoudre l'humeur épaissie : elles peuvent s'employer sans aucun danger.

Le suc d'alleluia, ou *trifolium acetosum*, qui croît dans les forêts, celui de tithymale, ou le lait de figuier, peuvent aussi s'employer. Ils ont cependant une vertu corrosive qui peut attaquer les peaux délicates ; mais l'inconvénient se bornera à très-peu de chose.

On prescrit aussi un cataplasme composé de fiente de chèvre, de vinaigre, de nielle pilée, qu'on applique sur la verrue.

Différens Auteurs conseillent de les frotter avec du vieux levain de seigle, délayé dans du lait de figuier & de tithymale.

On se sert encore d'un liniment composé de la manière suivante :

℞. Trois dragmes d'Huile de Tartre.
Une dragme d'Onguent blanc camphré,
Un scrupule de Chaux vive ;

ou bien encore

℞. Cire neuve, Résine, Huile de Camomille, de chaque un

gros; Tacamahaca deux dragmes; Orpiment une dragme; dont vous faites un emplâtre:

Ou bien employez l'emplâtre de *Vigo*, avec le quadruple de mercure.

La méthode des Anciens s'exécute par les caustiques & par les acides, & c'est celle qui m'a toujours réussi. Elle demande des connoissances sur l'état de la verrue; mais il s'en trouve peu qui ne puissent être guéries par ces moyens. La verrue étant, comme je l'ai dit, l'assemblage de plusieurs fibrilles de la peau, il ne faut que corroder ces fibrilles, les désunir; &, lorsque l'on est parvenu à ce point, la verrue périt & tombe en poussière.

L'eau-forte m'a toujours réussi sans inconvénient, étant appliquée prudemment. Pour l'employer, on trempe la pointe d'un curedent dans l'eau-forte la meilleure possible, l'on en laisse tomber la première goutte qui seroit trop confidérable, l'on pofe enfuite la pointe du curedent au milieu de la verrue; le peu d'eau-forte qui s'y trouve fermente & défunit toutes les parties de la verrue; on réitère cette opération deux fois par jour, &, lorfqu'on apperçoit que la verrue fe défunit, il faut quitter l'ufage de l'eau-forte; la verrue tombera d'elle-même. L'huile de tartre par défaillance opère la même chofe; mais l'effet en eft plus long. Il faut obferver de ne toucher que les plus groffes verrues fi les mains en font remplies, les petites fuivront la chute des autres.

Galien parle d'un homme qui ne les guériffoit qu'en les fuçant avec les lèvres, ce qui les rendoit affez éminentes & lâches pour pouvoir être arrachées avec les dents. Cette manière de les guérir eft beaucoup moins douloureufe, & n'eft fufceptible d'aucun des inconvéniens auxquels on s'expofe par l'ufage imprudent que l'on peut faire des cauftiques.

Il ne ſuffit pas d'employer ſimplement les remèdes indiqués, pour obtenir la guériſon qu'ils doivent opérer ; il faut encore mettre en uſage différens moyens que l'intelligence ſeule de l'Opérateur peut déterminer, ſoit pour hâter la guériſon, ſoit pour éviter la douleur. Par exemple, en touchant avec l'eau-forte les verrues baſſes à la plante du pied, au moment de la déſunion des fibrilles on éprouveroit de la douleur, ou il faudroit ne point marcher ; alors on met dans le ſoulier une ſemelle de chapeau ou de buffle, à laquelle on fait un trou à l'endroit de la verrue, & aſſez grand pour la contenir. Par ce moyen on a le double avantage, & d'éviter la douleur, & d'empêcher la verrue de prendre de l'accroiſſement. Le même moyen peut s'employer pour ſoulager les durillons douloureux de la plante du pied.

En parlant des verrues, j'ai dit qu'il y avoit plus d'erreurs populaires ſur leur destruction, que de moyens assurés de les guérir. En effet, chacun a son remède, ou pour mieux dire chacun a son erreur, & il ne faut que les examiner pour s'en convaincre.

Que le vulgaire ait adopté des erreurs, qu'elles se soient répandues dans le public, que l'on en adopte l'usage, cela paroît possible ; mais que des Auteurs respectables aient donné les leurs, cela paroît étonnant.

Etmuller dit avoir fait usage de *l'usnée* humaine, espèce de mousse verdâtre qui croît sur les crânes des personnes mortes d'une mort violente, & exposées à l'air. Il prétend qu'en appliquant cette mousse sur la verrue, elle doit se guérir en peu de temps.

Mais le remède le plus extraordinaire est celui que prescrit *Juncker*, page 241. Il faut, dit-il, prendre un fil de la chemise d'un patient ou d'un mourant, & le prendre dans un endroit imbu de sueur, par exemple, sous les aisselles ; faire à ce fil autant de nœuds que le malade a de verrues; frotter une de ces verrues avec un des nœuds, enſuite enterrer le fil dans un endroit humide, par exemple, ſous une gouttière; & les verrues tombent à meſure que les nœuds ſe pourriſſent. *Juncker* aſſure que ce remède lui a parfaitement réuſſi, de même qu'à tous ceux qui ont, comme lui, été dans le cas d'en faire uſage. Je veux le croire; mais il ſemble qu'il faut une grande foi pour ſe le perſuader. Au reſte, l'expérience n'eſt ni coûteuſe, ni difficile à faire; toute la difficulté conſiſte à ſavoir quel rapport il peut y avoir entre un pendu & une verrue.

Je pourrois rapporter une infinité d'autres remèdes indiqués par différens Auteurs, & qui reviennent tous à peu près au même; mais j'en ai déja trop cité. J'obſerverai ſeulement que les remèdes les plus doux ſont les meilleurs, ſi l'on veut les employer ſoi-même; ſi au contraire on met ſa confiance en ceux qui connoiſſent cette partie, les cauſtiques opéreront bien plus promptement leur guériſon, & ne feront aucun dommage à la peau.

CHAPITRE III.

Des Durillons, de leurs cauſes, & des moyens de les guérir.

LES durillons ont pour cauſes ou des frottemens, ou des compreſſions conſtantes : c'eſt une macération de l'épiderme ou ſurpeau, qui, étant continuellement expoſée à des frottemens, eſt plus particulièrement affectée.

La facilité avec laquelle l'épiderme ſe régénère, fait qu'auſſitôt qu'il eſt détaché du corps muqueux, il ne peut plus s'y rejoindre, parce qu'il y en a déja un autre de formé. Alors cette première peau, deſſéchée, ne reçoit aucun ſuc nourricier ni accroiſſement ; les frottemens réitérés en détachent pluſieurs qui s'uniſſent enſemble, & forment cette eſpèce de carton que figurent ſi bien les durillons.

Les durillons occupent toutes les parties du pied qui éprouvent un frottement ou une preſſion conſtante : les Jardiniers & les gens de la campagne qui marchent pieds nus, en ont un ſeul qui leur occupe toute la plante du pied ; il leur ſert de ſemelle, au point qu'ils marchent habituellement ſur les pierres, ſans éprouver aucune ſenſation douloureuſe ; il faudroit, pour les piquer, qu'ils rencontraſſent un corps pointu qui auroit percé la ſemelle d'un ſoulier.

Les Religieux déchauſſés, & tous ceux qui portent des ſandales, ont autour de la plante des pieds un bourrelet de durillons, parce que les chairs de ces parties n'étant pas contenues, elles ſe trouvent macérées & pincées autour de la ſandale, ce qui interrompt la circulation & cauſe ce deſſéchement.

Les perſonnes de cabinet, les Dames

qui portent ſouvent des pantoufles, ſont dans le même cas, mais ſeulement autour du talon, parce qu'il n'y a que cette partie qui n'eſt pas contenue, & qui eſt expoſée à cette macération.

Quand les durillons ont acquis une certaine épaiſſeur & qu'ils ſont deſſéchés, ils deviennent durs comme de la corne; & c'eſt l'inſtant où ils cauſent de la douleur, parce que, ſoit en marchant, ou en faiſant tout autre exercice, ils gênent extrêmement & meurtriſſent les chairs qui les avoiſinent, & de ces meurtriſſures naiſſent des fluxions accompagnées de tumeurs, de rougeur, & quelquefois d'abcès; cela arrive plus particulièrement ſous l'articulation du gros orteil avec le premier os du métatarſe, endroit où ces durillons ſe placent le plus ſouvent, ainſi qu'aux talons.

En général les durillons ne ſont point douloureux, s'ils ne ſont compliqués d'aucuns accidens; ils éprouvent ſeulement le même inconvénient que les cors, c'eſt-à-dire, de ſe gonfler par l'humidité, & de ſe contracter dans la ſéchereſſe, ce qui cauſe des tiraillemens ſenſibles.

Le durillon ſe détruit de lui-même en détruiſant la cauſe qui y a donné lieu, ſans être obligé d'appliquer rien deſſus; mais comme il eſt impoſſible de faire ceſſer la cauſe de ceux qui viennent aux pieds, & qu'il faudroit renoncer à marcher, il n'y a qu'un moyen de les ſoulager, c'eſt de les faire diminuer lorſqu'ils ont acquis une certaine épaiſſeur; par ce moyen on évitera les meurtriſſures, les gerçures des talons, & les autres accidens dont ils ſont ſouvent compliqués.

Cette opération ſe fait, ſans douleur, avec un inſtrument tranchant : on enlève le cal feuille à feuille au ſortir de l'eau, à peu près comme il s'eſt formé; ce qu'on ne doit pas faire trop avant, parce qu'outre la douleur que l'on éprouveroit en marchant, il pourroit en réſulter des ſuites fâcheuſes.

On peut, en cas d'accident & à la première douleur, appliquer dessus un cérat composé de partie égale de farine de nielle, de farine de froment & de cire neuve, que l'on incorporera ensemble ; ou l'emplâtre de mucilage. L'huile de chaux est aussi fort bonne pour ramollir les durillons, & avec cette précaution on évitera les accidens plus fâcheux ; mais le plus certain est de les enlever prudemment avec l'instrument.

On peut encore, après s'être mis les pieds dans l'eau pour ramollir les durillons, les frotter fortement avec une pierre ponce, ou avec de la peau de chien de mer.

S'il survenoit meurtrissure au talon, ou à l'articulation du gros orteil avec l'os du métatarse, & que l'on sentît une douleur excessive dans le fort du durillon, avec chaleur & inflammation aux environs, il faudroit appliquer dessus ce que je viens d'indiquer pour le ramollir, particulièrement le mucilage ; &, lorfqu'il eſt ramolli, on enlève le cal feuille à feuille légèrement ; & ſi l'on s'apperçoit qu'il veuille s'abcéder, il faut promptement donner iſſue à la matière, corroborer la partie avec quelque ſpiritueux ou du vin chaud, & appliquer enſuite du diachylum gommé qui achèvera de cicatriſer.

Il ne faut pas ouvrir les poches ou ampoules qui avoiſinent les durillons ; il n'en réſulteroit rien de fâcheux, mais beaucoup de douleur.

C'eſt à quoi ſe borne le traitement de cette incommodité.

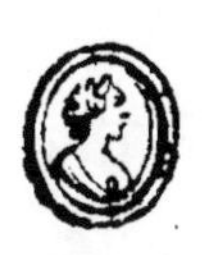

CHAPITRE IV.

De la nature & des causes des Oignons, avec les moyens de s'en garantir.

Les oignons sont une tumeur contre nature, qui, à proprement parler, est une espèce d'œdème froid, laxe & mou, de couleur blanchâtre : sans douleur par eux-mêmes, leur mollesse est telle, qu'en les comprimant avec le doigt, ils en conservent l'empreinte, pourvu que les mamelons du centre ne soient point desséchés.

Ce qui a donné lieu de les nommer ainsi, c'est la parfaite ressemblance de cette tumeur avec un oignon de jacinthe, dont le centre est d'un rouge brun, environné de petites pellicules blanchâtres, détachées les unes des autres en forme de rosace. Leur siège est ordinairement

nairement à la partie latérale intérieure du pied, sur l'articulation du métatarse avec le gros orteil ; les femmes en sont plus ordinairement incommodées que les hommes.

Leur cause diffère totalement de celle des cors & des durillons ; c'est une trop grande & continuelle trituration de l'humeur synoviale qui leur donne lieu : cette trituration de la synovie l'appauvrit, l'atténue & la divise souvent, en l'obligeant de sortir de ses capsules, pour se porter, en se coagulant, au centre de la tumeur.

Les cartilages qui garnissent intérieurement la tête ou la cavité des os, privés du rafraîchissement que leur fournissoit la synovie, se dessèchent & se tuméfient ; il survient même gonflement à la tête des os de cette articulation, causé par l'échauffement & la dépression des lames osseuses : ils occupent alors plus de place ; les tendons qui servent au mouvement de l'orteil, se trouvent contraints & ſubitement tendus les uns contre les autres ; ils obligent ſouvent même cet orteil à ſe courber & à ſe placer deſſus ou deſſous ceux qui l'avoiſinent : alors le pied devient d'une difformité qui paroît malgré la chauſſure la mieux faite.

Deux cauſes contribuent à la trituration de l'humeur ſynoviale de cette articulation.

La première , eſt la chauſſure trop élevée des talons , à l'égard des femmes ſur-tout. En effet , le pied étant élevé du talon ſur un pivot qui a peu de ſurface , il faut deux autres points pour rendre la marche aſſurée ; l'un ſe trouve au petit orteil , & l'autre à l'articulation du gros orteil avec l'os du métatarſe ; & c'eſt cette compreſſion qui donne lieu aux oignons.

Il eſt de toute impoſſibilité que de cette poſition il ne réſulte pas beaucoup de frottemens intérieurs à cette articulation , parce qu'elle eſt briſée & contre nature, vu qu'il n'y a que le gros orteil qui ſoit étendu, que la pointe du pied forme une pente, & qu'il faudroit que le pied fût horizontalement placé à la ligne de terre pour être à l'aiſe en marchant.

L'autre cauſe vient des chauſſures trop courtes. Le pied étant contraint entre l'extrémité du gros orteil & le talon, il ſe briſe près cette articulation, & forme éminence extérieure ſujette à des frottemens continuels.

L'éminence cauſée, ſoit par le gonflement des cartilages, ſoit par celui des os de cette articulation, étant continuellement preſſée par la chauſſure, arrête la circulation de la lymphe, & cauſe la ſtagnation du ſang; ou, ſi l'humeur ſynoviale ſe porte au centre & s'y deſſèche, l'on éprouve de la douleur, comme ſi un grain de ſable étoit dans un endroit très-vif. Si elle ſe joint au ſang coagulé, il en réſulte une fermentation; &, juſqu'à ce que la partie ſoit abcédée, on éprouve une douleur horrible. Ainſi, de quelque accident que les oignons ſoient compliqués, ils ſont extrêmement douloureux.

Ce que je viens de dire des oignons, qui attaquent plus particulièrement les femmes que les hommes, m'amène naturellement à une obſervation que je ne puis placer qu'en cet endroit.

Si l'on conſidère que le talon eſt beaucoup plus élevé que les deux autres points d'appui dans le marcher des femmes, on appercevra facilement que les points qui ſont près des articulations doivent beaucoup fatiguer; ce qui, comme je l'ai déja dit, occaſionne des oignons, ou cauſe des macérations de la peau entre les deux derniers orteils; accidens qui ne ſe rencontrent que chez les femmes.

D'où l'on peut conclure que, ſi la chauſſure des femmes eſt avantageuſe à leur taille, elle les fatigue extraordinairement à ces deux points d'appui, puiſqu'elle leur cauſe des accidens très-douloureux.

Les jeunes gens qui marchent en équilibre ſur la pointe du pied, ſont dans le même cas que les femmes : cependant ils ſont moins incommodés qu'elles, parce qu'ils ont des inſtans de délaſſement, & qu'ils ont encore dans cette façon de marcher un mouvement élaſtique, dont les femmes ſont privées par la hauteur de leurs talons.

Le ſeul moyen de ſe garantir d'oignons, & même de toute incommodité aux pieds, c'eſt d'être abſolument en garde contre les chauſſures trop courtes; car elles ſont, comme je l'ai déja dit, la cauſe de preſque tous les accidens qui arrivent aux pieds.

Lorſque les oignons ſont encore dans un état de molleſſe, que les mamelons du centre ne ſont point encore deſſéchés & durcis, on peut ſe contenter de faire des frictions; pour cet effet, on met de la ſalive, à jeun, dans le creux de la main, & l'on en frotte la partie affligée jusqu'à ce qu'il ne reste plus de salive, ce qu'il faut réitérer plusieurs jours de suite ; on applique après, en se couchant, un petit sachet de sel ammoniac, trempé dans de l'eau rose, on l'assujettit pour la nuit, & on l'ôte tous les matins.

On y peut encore appliquer l'emplâtre de fiel de porc, qui se fait ainsi : prendre un fiel de porc mâle, le suspendre dans la cheminée pour le dessécher à moitié, de manière que le fiel se réduise à une espèce de pommade compacte ; en prendre de la grosseur d'un pois, l'étendre sur du vieux gant, & l'appliquer sur l'oignon, en réitérant toutes les vingt-quatre heures.

Lorsque le centre est dur & calleux par l'amas de la synovie qui s'y est desséchée, il faut extirper cette partie calleuse, & appliquer dessus des émolliens & fondans, pour l'adoucir & empêcher qu'elle ne s'irrite.

Si une trop grande & continuelle presſion a fait coaguler & deſſécher dans le centre de la tumeur une humeur gypſeuſe, il faut alors en faire l'extirpation avec l'inſtrument ; & lorſqu'enſuite il ſort de la cavité une humeur ſynoviale glutineuſe, il faut appliquer un emplâtre de diachylum gommé, qui diſſipera entièrement le mal.

On ne peut pas trop preſcrire ce qu'il faut faire aux oignons lorſqu'ils ſont compliqués d'accidens, parce que c'eſt la nature de ces accidens qui détermine le traitement. Il faut toujours y faire attention de bonne heure, & ſe fier à quelqu'un de prudent & d'expérimenté, afin d'arrêter le mal dans ſon principe, & de l'empêcher de faire des progrès : c'eſt ſouvent du ſoin du pied que l'on obtient la guériſon des accidens qui lui arrivent, comme je l'ai dit plus haut.

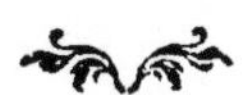

CHAPITRE V.

Des Engelures & des Mules.

LES engelures ont pour principe la ſtagnation du ſang, cauſée par le reſſerrement des vaiſſeaux capillaires de la peau, ce qui n'eſt occaſionné que par la rigueur du froid : les humeurs étant ainſi fixées, déchirent & ulcèrent les parties.

Les ſignes caractériſtiques de ce genre de mal, ſe manifeſtent ordinairement par une rougeur dans la partie affligée, accompagnée d'une enflure inégale dans la peau, d'une chaleur exceſſive & d'une démangeaiſon qui rendent cette incommodité inſupportable. Leur ſiège eſt ordinairement aux mains, aux doigts des pieds, aux talons, aux coudes, au nez, aux oreilles; on les nomme mules lorſqu'elles s'attachent aux talons.

Les engelures ne ſont pas dangereuſes ; cependant, quand on n'y porte pas remède de bonne heure, elles deviennent très-difficiles à guérir ; elles peuvent même quelquefois attirer la ſuppuration & la gangrène dans la partie.

Lorſque cette incommodité ſe déclare, & que les démangeaiſons commencent à ſe faire ſentir, il faut faire uſage d'une décoction de l'herbe appelée *Pied-d'Oie*, dans laquelle on mêlera une quantité ſuffiſante d'eau végéto-minérale, s'en laver les pieds pluſieurs jours de ſuite, & réſoudre les humeurs par quelques fomentations, pour ouvrir les pores de la peau, avant qu'elle ſoit ulcérée.

On emploie à cet effet différens remèdes, tels que la ſaumure de bœuf, l'eau ſalée, les bains froids ou la neige, dont on frotte la partie malade. Mais ces remèdes ne ſeroient pas ſuffiſans ſi le mal étoit parvenu à un plus haut degré ; dans ce cas, on preſcrit différens remèdes, tels que la décoction de navets gelés, le vin bouilli avec le ſel & de l'alun, réduit en cataplaſme avec la farine de ſeigle, du miel, du ſoufre, de l'encens, réduits en liniment avec de la graiſſe de porc. *Turner* indique encore les ſuivans :

♃. Du Vin blanc, une pinte;
de l'Alun, une once.
Faire bouillir le tout un moment, & laver la partie malade.

ou bien

♃. De l'Huile de Laurier, deux onces;
du Miel ordinaire, une once;
de la Térébenthine, demi-once.
Mêlez le tout, & frottez la partie.

Ce que je preſcris ici pour les pieds, convient & peut s'employer également pour les mains. Ceux qui ſont ſujets aux mules, ou engelures aux talons, doivent ſuivre la même méthode pour préſervatif, ou faire uſage de l'emplâtre de

Turner; il eſt compoſée de diapalme, de bol d'Arménie, d'huile roſat & de vinaigre; il ſert en même temps à garantir de la congeſtion ou ſtagnation des humeurs. Il faut avoir la précaution de le renouveller, ſitôt qu'il commence à devenir lâche, & continuer ainſi tant que le froid ſe fait ſentir.

Lorſque les engelures, ſoit des pieds, ſoit des mains, ſont ouvertes, on peut encore employer avec ſuccès le remède ſuivant : Prendre un vieux ſoulier, le faire brûler juſqu'à calcination, le mettre en poudre, le mêler avec de l'huile roſat, & l'appliquer ſur la partie. Pour former cette pommade, on prend une demi-once de ſavate calcinée, deux gros de litharge; broyer long-temps le tout dans un mortier de plomb, enſuite y ajouter ſuffiſamment d'huile roſat pour réduire le tout en pommade, & l'appliquer ſur les parties ouvertes & ulcérées.

On doit obſerver de ne pas ſe préſenter tout-à-coup à un grand feu, lorſqu'on ſe ſent les extrémités affectées d'un grand froid, parce que cela peut augmenter l'engorgement des humeurs, & occaſionner de l'inflammation; il faut réchauffer les parties froides par degré, les laver d'abord avec de l'eau tiède, & augmenter enſuite la chaleur.

CHAPITRE VI.

DES ONGLES.

ARTICLE PREMIER.

De leur nature.

LES ongles ſont des corps durs & ſolides, de figure ovale, tranſparente, ſitués à l'extrémité des doigts, tant des mains que des pieds; leur ſubſtance eſt ſemblable à de la corne, étant, comme elle, composée de pluſieurs fibres longitudinales qui ſe lient à meſure qu'elles ſe détachent de l'épiderme, & qui ſuivent la courbure de l'extrémité des doigts qu'elles recouvrent.

Dans leur épaiſſeur, il ſont à-peu-près ſemblables au carton composé de pluſieurs feuilles collées les unes ſur les autres ; enſorte que les fibres de la première couche extérieure étant plus anciennes, ſont auſſi plus longues ; & les intérieures diminuent par degrés, tellement que, depuis ſon union avec l'épiderme où l'ongle eſt plus mince, il augmente en épaiſſeur juſqu'au bout des doigts.

Les ongles ſont cependant diaphanes, de manière qu'ils laiſſent appercevoir les qualités de l'humeur qui domine au corps. Ils ſont ordinairement pourprins aux hommes ſanguins, bruns, obſcurs aux vieillards & aux mélancoliques, pâles aux perſonnes délicates ; ils changent de couleur aux approches des accès de fièvre tierce ou quarte, & l'on tire des indications de leur couleur aux perſonnes attaquées de poiſon.

Les Anatomiſtes anciens ne ſont pas d'accord avec les modernes ſur la ſubſtance première qui leur donne l'accroiſſement. Les uns prétendent qu'ils ſont produits par les mamelons de la peau & l'extrémité des nerfs, & les autres croient qu'ils ne ſont qu'une continuation de l'épiderme. En effet, ſi, après la macération, on tire adroitement l'épiderme de la main, les ongles ſe détachent pour le ſuivre, ce qui ſemble prouver le dernier ſentiment.

Ce qu'on peut encore remarquer, c'eſt que ſi, par un accident imprévu, un inſtrument tranchant entame la peau aux environs des racines de l'ongle, la cicatrice ſera fixée en cet endroit, & ineffaçable. Au contraire, ſi une légère écorchure n'attaque que l'épiderme au même endroit, avant la guériſon, on la verra ſe porter vers la racine de l'ongle, en ſuivant à peu près ſa marche & ſon accroiſſement : ce qui porte à croire que la ſubſtance eſt fournie par l'épiderme.

Lorſque l'épiderme eſt parvenu à ſon extrémité, il ſe forme un repli ſemi-lunaire, dans lequel s'enveloppe la racine de l'ongle.

L'épiderme, à ce repli, eſt ſujet à ſe corrompre par l'affluence des ſucs nutritifs qui agiſſent continuellement. Delà provient la rupture de cette ſurpeau, qui occaſionne en partie ce qu'on nomme *envies*, ſi douloureuſes & ſi dangereuſes lorſqu'on les arrache, parce qu'elles tiennent à la chair vive.

Les ongles bien conformés ſe renouvellent tous les quatre mois environ : il y a cependant des perſonnes qui perdent entièrement les ongles de leurs pieds tous les ans à certaine époque ; il leur en vient ſans douleur de nouveaux, qui, ayant acquis aſſez de conſiſtance, repouſſent entièrement ceux dont ils prennent la place.

Les ongles des mains & ceux des pieds ont bien la même conſiſtance & le même accroiſſement ; mais les vices de conformation & les accidens qui leur arrivent ſont très-différens. Je vais détailler dans l'article ſuivant les accidens dont ceux des mains ſont le plus affectés, avec les moyens de les prévenir ou de les guérir. Je paſſerai enſuite à ceux des pieds.

ARTICLE II.

Des moyens de bien conſerver les ongles des mains ; des vices de première conformation, & des accidens qui leur arrivent, avec les moyens d'y remédier.

UNE belle main ajoute à un beau corps. Si elle ne répond pas aux autres agrémens, il ſemble qu'il y ait une difformité ou défectuoſité qui choque au premier coup-d'œil, parce que cette partie eſt une de celles qui ſe préſentent le plus naturellement à la vue.

C'eſt à l'inſpection de la main que l'on juge ſouvent d'une perſonne bien née : c'eſt ce qui la diſtingue du commun; & c'eſt à la manière dont les ongles ſont ſoignés, que l'on juge de la propreté de la perſonne.

On ne peut diſconvenir que des ongles bien faits, bien rangés, de figure ovale, tranſparens, ſans aucune tache ni canelure, animés d'une certaine couleur de chair, n'ajoutent beaucoup à la beauté de la main; mais tout le monde n'eſt pas doué de cet avantage. Il faut alors, pour y remédier, ſe confier à ceux qui, par état, peuvent juger des moyens qu'il faut employer.

Si les ongles ſont viciés dès la première conformation, il eſt preſque toujours impoſſible d'y remédier, c'eſt-à-dire, s'ils ſont ſcabreux, raboteux ou canelés; mais s'ils n'ont que de l'inclination à ſe porter plus d'un côté que de l'autre, s'ils ſont trop couverts vers la racine, ſi, ayant été coupés long-temps trop courts, ils ne peuvent plus atteindre le niveau de la peau, il eſt très poſſible d'y remédier.

Plusieurs Charlatans ont annoncé qu'au moyen d'un emplâtre appliqué sur les ongles viciés dans leur conformation, ils les feroient tomber, & qu'ensuite ils reviendroient beaux & bien faits. J'assure au contraire, que l'on est fort heureux quand ils ne reviennent pas plus mal conformés ; mais comme il est des cas où il faut procurer la chute des ongles des pieds, j'aurai occasion, à leur article, d'indiquer les moyens de les faire tomber.

Les accidens qui ne sont pas vices de conformation, & qui sont les plus fâcheux, sont les panaris de plusieurs espèces, parce que souvent le foyer de la suppuration détruit les adhérences de l'ongle dans sa racine, par le séjour du pus, & qu'il tombe ensuite; celui qui lui succède est souvent mal conformé, & peut se mettre au rang de ceux viciés dans la première conformation : il se jette en croissant tout d'un côté, ou ne croît plus en longueur ; souvent même il n'a aucune forme déterminée ; c'eſt une maſſe calleuſe dont on ne peut tirer aucun parti.

Quelque accident qui arrive à un ongle bien conformé, s'il eſt ſoigné à l'inſtant, & que la racine ne ſoit point endommagée, il reviendra beau & bien fait : quand même un inſtrument tranchant auroit abattu la totalité de l'ongle découvert, il en reſteroit aſſez dans le repli ſemi-lunaire pour qu'il revînt tel que l'on peut le deſirer.

Dans ce cas, il faudroit appliquer deſſus de la charpie imbue de quelque liqueur ſpiritueuſe, telle que l'eau-de-vie de lavande par infuſion, l'eau-de-vie camphrée, ou autres capables de mondifier la plaie ; & lorſque l'ongle a pris une certaine croiſſance, & que la partie retranchée eſt devenue croûteuſe, il faut appliquer deſſus le cataplaſme ſuivant, qu'il conviendra d'employer toutes les fois que l'on voudra aider à la renaiſſance de l'ongle.

℞. Deux ou trois poignées de Quinte-feuille, pilées avec de la panne de Porc mâle, & l'appliquer dessus.

Dans une chute violente, ou lorsqu'on reçoit un coup de quelque instrument contondant sur les ongles, il faut à l'instant mettre la main dans l'eau froide ; c'est un des meilleurs répercussifs ; & s'il se fait extravasation de sang sous l'ongle, il faut l'en tirer, ce qui s'opère sans douleur en perçant l'ongle à l'endroit du dépôt ; par ce moyen, souvent on évite la chute de l'ongle, parce que le sang extravasé ne se dessèche pas toujours, il entre quelquefois en fermentation & cause suppuration. Après avoir fait évacuer ce sang, il faut appliquer dessus l'ongle un peu de charpie imbue de baume d'Arcæus.

Si l'ongle se trouvoit soulevé & en partie détaché de ses adhérences, il faudroit emporter, avec un instrument tranchant & commode, la partie de l'ongle ſoulevée & détachée des chairs, le plus près poſſible de ſes racines ; enſuite appliquer deſſus un plumaceau imbu d'un digeſtif ſimple, tel que la térébenthine, le jaune d'œuf & l'huile d'hypéricum, bien mêlés enſemble.

Dans le cas où un corps piquant auroit percé l'ongle, ou ſe feroit introduit deſſous ou dans ſes parties latérales, il faudroit bien faire ſaigner, & enſuite tremper le doigt dans l'huile d'olive, l'envelopper bien exactement, pour le défendre des injures de l'air ou de la mal-propreté, & il n'arrivera aucun inconvénient.

Toutes les fois qu'il renaît un ongle, il faut tenir le doigt enveloppé dans un doigtier : cela facilite la régénération, enſuite appliquer le cataplaſme ci-deſſus ; autrement il ſe pourroit que l'air extérieur durcît la partie croûteuſe & s'opposât à ſa nutrition ; alors il pourroit s'arrêter avant d'avoir pris toute ſa croiſſance.

Les taches blanches qui paroiſſent aux ongles, ſont cauſées par la ſéchereſſe des lames dont ils ſont compoſés, & de ce qu'elles ne ſont pas intimement liées enſemble. C'eſt faute de liaiſon qu'elles paroiſſent; elles ſuivent la croiſſance des ongles juſqu'à leur extrémité.

Pour les prévenir, il faut faire diſſoudre de l'alun dans de l'eau de rivière, & s'y tremper ſouvent les mains.

Je n'indiquerai aucun moyen de ſe conſerver les mains en bon état; il y a aſſez de pâtes & de linimens qui produiſent tout l'effet que l'on en peut eſpérer.

La manière de ſoigner les ongles bien faits, eſt des plus faciles. Il faut les couper en rondeur & ſuivant la configuration des doigts, ſans qu'ils ſurpaſſent la chair, ni que la chair les ſurpaſſe; enſuite détacher avec la pointe des ciſeaux, ou un inſtrument commode, la pellicule de l'extrémité de l'épiderme à l'endroit de la racine de l'ongle, qui ſouvent le recouvre en partie, & cependant il ne faut point la couper de trop près; enſuite on ouvre un citron, & on les plonge dedans en triturant, ce qui achève de les nettoyer & de les animer; & avec une éponge imbue de la liqueur ſuivante, on les maintient toujours nets & luiſans: elle débarraſſe d'ailleurs ces ſurpeaux, que l'on nomme communément *envies.*

℞. Une once d'Huile d'Amandes amères;
une dragme d'Huile de Tartre par défaillance;
une demi-once d'Yeux d'Ecreviſſes, préparés.
Mêlez-y l'Eſſence de Citron, pour aromatiſer.

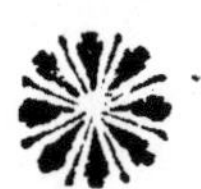

ARTICLE III.

Des vices de conformation des ongles des pieds, & des accidens qui leur arrivent.

LES ongles des pieds ont abſolument le même accroiſſement & la même conformation que ceux des mains, ſi ce n'eſt que ceux des pieds ont ordinairement plus d'épaiſſeur; ce qui contribue beaucoup à affermir le pied en marchant, & à le garantir des rencontres fâcheuſes.

L'ongle du pied a beaucoup plus de facilité à s'épaiſſir que celui de la main, parce que les liqueurs qui lui donnent l'accroiſſement, s'y portent avec plus d'abondance.

Un des principaux vices de conformation des ongles des pieds, c'eſt d'entrer dans les chairs par leurs angles. Il eſt des ongles qui croiſſent naturellement en limaçon, ou ſe replient, & vont piquer l'orteil voiſin ou celui auquel ils appartiennent: d'autres s'élèvent extraordinairement

traordinairement, au lieu de ſuivre le niveau de la peau; d'autres, quoique bien conformés, acquièrent une épaiſſeur extraordinaire, enſorte qu'il eſt impoſſible de les couper avec des ciſeaux; d'autres n'ont aucune forme déterminée, & ne ſont qu'un corps calleux. Souvent l'affluence des ſucs nutritifs ne pouvant être employée à la conformation de l'ongle, ils ſe dépoſent dans les angles ou à l'extrémité, & s'y corrompent au point de faire tomber l'ongle en pourriture, de manière qu'il ſe trouve deſſous une pouſſière griſâtre ou une matière gélatineuſe qui hâte leur deſtruction. Tels ſont les principaux vices de conformation qui affectent les ongles.

Les accidens qui arrivent aux ongles des pieds & qui ne ſont pas vices de conformation, ſont de deux ſortes; lorſqu'il tombe deſſus quelque corps peſant, ou lorſqu'en marchant ou courant on éprouve un choc contre un corps ſolide. Dans le premier cas, il eſt rare que le coup reçu ne cause la chute de l'ongle, parce qu'il se fait en dessous une extravasation de sang qui entre en fermentation avec douleur : souvent l'orteil est attaqué d'une inflammation considérable, d'un gonflement extraordinaire; la douleur devient alors absolument insupportable. Mais si le coup n'est pas considérable, il se formera simplement une échymose ou un dépôt de sang sous la peau à la racine de l'ongle.

Dans le second cas, lorsque l'on se heurte, il est rare que tous les orteils reçoivent le choc ; il n'y a que le gros orteil qui soit dans ce cas. Si le coup étoit considérable, il pourroit causer la chute de l'ongle; mais il s'en reproduit un nouveau. Si l'ongle a peu de consistance, il fera moins d'effort dans le choc ; il se détachera seulement de sa racine quelques-unes des lames qui entrent dans sa composition : alors ces lames détachées du corps de l'ongle, ne croîtront plus avec lui, mais elles croîtront deſſous ; &, au lieu de prendre la forme platte ordinaire, elles prendront la forme pyramidale en croiſſant avec effort ſous l'ongle ; ce qui devient fort douloureux, quoiqu'il ne paroiſſe ſouvent rien extérieurement.

Il arrive auſſi qu'un choc violent peut déſunir toutes les lames de l'ongle, lors même qu'il eſt bien conſtitué. Cette dépreſſion changeant totalement la forme, il ne croît plus en longueur. J'en ai vu s'élever juſqu'à la hauteur d'une noiſette, ce qui gêne beaucoup dans la chauſſure.

En général, les accidens qui arrivent aux ongles ſont très-douloureux, demandent à être ſoignés promptement & avec connoiſſance ; mais, avec du ſoin, il eſt poſſible de les guérir parfaitement.

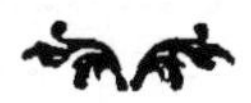

ARTICLE IV.

Des moyens de remédier aux vices de conformation des ongles.

LES moyens de remédier aux vices de première conformation, ſont en général de réformer leur première manière de croître, pour leur donner la meilleure forme poſſible.

Il arrive très-ſouvent que l'ongle du gros orteil venant à s'engager dans les chairs par l'un ou l'autre côté, produit dans cette partie des douleurs très-vives, de l'inflammation, & rend la marche très-difficile. Pour y remédier, on fera tremper les pieds dans l'eau tiède environ une demi-heure, & juſqu'à ce que l'ongle ſoit ramolli ; enſuite on le ratiſſera, ſoit avec un inſtrument commode, ſoit avec du verre, afin de l'amincir ; après on le ſoulèvera légèrement avec une ſonde convenable, & l'on pouſſera avec cette même ſonde un peu de charpie entre l'ongle & la chair, à l'endroit où l'on ſent de la douleur : on panſera avec du vin chaud ; on réitérera ce panſement le lendemain, ſi la douleur étoit toujours la même, ce qui eſt rare.

Si cependant ces moyens étoient inſuffiſans, on en viendroit à l'opération, qu'on exécuteroit de la manière ſuivante. Après avoir fait tremper le pied pour ramollir l'ongle, on introduit avec circonſpection une des branches des ciſeaux ſous la portion de l'ongle engagée dans la chair, on la coupe, & on la tire après, doucement, avec des pinces. Si elle ne vient pas d'elle-même, on ſe ſert avec plus d'avantage, pour cette opération, d'un inſtrument fait en forme de pince à reſſort, dont les tranchans viennent perpendiculairement l'un ſur l'autre, en diviſant d'un ſeul coup la partie, ce qui épargne beaucoup de douleur. On applique enſuite ſur cette partie de la charpie, ou des compreſſes trempées dans de l'eſprit de vin ou de l'eau de chaux, qu'on aura ſoin d'humecter pendant la journée, & l'on ſe repoſe.

Il n'arrive pas toujours qu'en emportant la partie de l'ongle avec des pinces ou des ciſeaux, on parvienne à l'empêcher de croître de cette manière; mais pour en prévenir le retour, on amincit l'ongle dans ſon milieu, ſoit avec l'inſtrument, ſoit avec du verre, juſqu'à ne laiſſer qu'une pellicule fort déliée; on ſoutient les ongles avec un peu de charpie, & on l'éconduit autant qu'il eſt poſſible.

Dans tous les accidens qui arrivent aux ongles du gros orteil, il y a à craindre l'alongement des chairs baveuſes & des champignons très-difficiles à réſoudre, parce que les humeurs ſe portent naturellement à cette partie. On emploie pour les manger de la charpie rapée que l'on ſaupoudre d'un peu d'alun calciné, des trochiſques de minium, ou du précipité rouge ordinaire; mais cela demande une grande attention, tant pour l'emploi des cauſtiques, que pour conduire le traitement & deſſécher ces parties, qui, ſouvent, laiſſent après la ſuppuration des eaux rouſſes qu'il eſt impoſſible de tarir.

Il n'y a rien de meilleur, dit le Docteur *Turner* (*a*), que le précipité rouge ordinaire ; il agit ſans cauſer beaucoup de douleur, & fait des merveilles dans ce cas : « J'en couvre ordinairement le » fungus ; je mets enſuite un plumaceau » chargé de quelque lénitif, & je laiſſe » le tout ſur la partie pendant deux » jours ; il ſe fait durant ce temps-là » une fonte conſidérable, & j'emporte » avec mes ciſeaux ce qui ne ſuit pas » l'appareil. J'applique encore du même » précipité, ſi je vois qu'il ſoit néceſ- » ſaire. Je détruis par ces moyens, non- » ſeulement l'excroiſſance dans trois ou

(*a*) Page 5. Chapitre V. ſeconde Partie des Maladies de la Peau.

» quatre panſemens, mais je cicatriſe
» même ſouvent la plaie, ſans le ſecours
» d'aucune autre application. »

Les vices de conformation des ongles viennent, comme je l'ai déja dit, de ce qu'il leur afflue plus de ſubſtance qu'ils ne peuvent en employer à leur accroiſſement. Ce ſuperflu ſe dépoſe deſſous les angles ou à leurs extrémités, & les force à bomber & à ſe recoquiller; alors ils deviennent ſcabreux. Le moyen le plus certain que je puiſſe indiquer, c'eſt de les diminuer dans toute leur ſuperficie; cela les affame, & les oblige d'employer utilement toutes les ſubſtances qui ſe portent à leur accroiſſement : je puis même aſſurer que dans tous les cas on obtiendra de grands ſoulagemens des douleurs que l'on éprouve aux ongles, telles qu'elles ſoient, en les ratiſſant avec du verre.

Si le vice d'un ongle étoit de ſe porter tout d'un côté, il faudroit retrancher la partie excédente, qui pourroit piquer l'orteil voiſin ; & enſuite, avec l'inſtrument tranchant, le découvrir du côté oppoſé à ſa croiſſance, parce qu'alors cette croiſſance ſe portera du côté retranché ; & ſi l'on parvient à le mettre en force égale, il ſe tiendra au milieu de l'orteil.

Il eſt rare que l'on ſoit obligé de faire tomber les ongles, parce qu'ils ne reviennent pas mieux conformés : il n'y auroit que pour ceux qui tombent en pourriture, & ſous leſquels il ſe trouve une pouſſière griſâtre, ou une matière glutineuſe infectée, que l'on pourroit employer ces moyens pour faire ceſſer la pourriture, & obtenir un cal qui tiendroit lieu d'ongle. Après avoir bien examiné s'il n'y a pas de danger d'ouvrir une route à la nature, ſoit par la foibleſſe du tempérament, ſoit par l'âge, ou le vice des liqueurs, on s'y prendra de la manière ci-après.

Premièrement, il faut amincir l'ongle avec un inſtrument commode, ou le ratisser avec du verre, ou le limer, s'il est assez sec, avec une lime douce, & le rendre le plus mince possible; ensuite appliquer dessus le remède suivant :

℞. Oignons de Lis & racines d'Althæa, cuits ensemble avec de l'Huile Rosat; faites du tout une pulpe, & l'appliquez dessus; & dans le cas où il ne se détacheroit pas, un petit emplâtre vésicatoire achèvera sa chute.

Ou, tout simplement, après l'avoir aminci, appliquez dessus un onguent composé d'autant d'onguent Rosat que de Cantharides.

Après la chute de l'ongle, il faut laver la partie avec du vin chaud, dans lequel on aura fait bouillir un gros de noix de cyprès, autant de noix de galle, & l'écorce de grenade, y ajouter un peu de suc pour corroborer la partie; &, aussitôt que le nouvel ongle commence à paroître, il faut aider sa croissance avec le cataplasme de quinte-feuille, ci-devant indiqué.

ARTICLE V.

Des moyens de guérir les accidens qui arrivent aux Ongles.

DANS les accidens qui arrivent aux ongles, si une pression constante avoit causé le gonflement & l'inflammation des chairs de l'orteil, il faudroit appliquer sur l'ongle un emplâtre de mucilage, & sur les parties enflammées le cataplasme suivant :

℞. Mie de Pain blanc, du Lait ; faites cuire le tout en forme de cataplasme ; ajoutez y Jaunes d'œufs & Safran en poudre ; enveloppez toute la partie enflammée, & même les environs ; renouvellez le cataplasme lorsqu'il sera séché.

Souvent l'ongle empêche la résolution ; alors on est obligé de l'extirper :

c'eſt une opération cruelle, & jamais il ne revient bien fait. Pour y ſuppléer, j'ai fait exécuter un inſtrument en forme de bec de bécaſſe, tranchant ſur les bords, tel qu'un emporte-pièce, avec lequel, d'un ſeul coup, & ſans faire preſque de douleur, on enlève la largeur d'une ligne au milieu de l'ongle, & cela juſqu'à la racine, qu'il eſt d'autant plus important de conſerver, que ce n'eſt jamais elle qui empêche la réſolution, parce qu'elle eſt extrêmement ſouple ; alors on peut élever les angles des chairs qu'ils gênoient, & on les ſoutient avec de la charpie. Après cette opération, on applique ſur l'ongle un peu de charpie imbue de baume d'Arcæus, ou de tout autre déterſif convenable.

S'il ſe fait un dépôt de ſang extravaſé, ou d'autre matière nuiſible, ſous la peau & aux racines de l'ongle, il faut l'ouvrir au plus tôt, pour donner iſſue aux matières, dans la crainte qu'elles ne dérangent les racines & l'accroiſſement de l'ongle. On lave enſuite la partie avec du vin chaud, on y applique une compreſſe, & on l'enveloppe. Il ſe forme une croûte, qu'il faut laiſſer juſqu'à ce qu'elle tombe d'elle-même; ce qui ne tarde pas à s'opérer.

Fabrice de Hildan (*a*) rapporte la guériſon d'un ulcère invétéré au gros orteil, cauſé par la preſſion d'une partie de l'ongle.

« Un jeune homme de Zurich, dit-il, » eut le gros orteil meurtri : il y vint » inflammation, & puis ulcère, lequel » ne put être guéri par aucun remède. » Le doigt étoit enflé & enflammé, » avec une excroiſſance de chair qui » étoit plus groſſe qu'une fève, & cou- » vroit quaſi la moitié de l'ongle. On » avoit voulu ronger avec les cauſti- » ques; mais ce qui avoit été conſumé » de jour, revenoit la nuit comme un

(*a*) Obſ. 12. Lib. 3. des Ulcères.

» fungus. Après avoir cherché ce qui
» pouvoit empêcher la guérifon, il ap-
» perçut que l'ongle étoit féparé de la
» chair deffous cette excroiffance, &
» piquoit fans ceffe la chair faine vers
» la racine de l'ongle, ce qui caufoit de
» la douleur & attiroit la défluxion.
» Ayant donc reconnu la caufe, & ayant
» purgé & faigné au bras du même côté,
» il mit fur l'excroiffance de la poudre
» d'alun brûlé, & fur le doigt & tout
» le pied un cataplafme rafraîchiffant
» pour appaifer la douleur. » Voici la
compofition de ce cataplafme.

♃. Farine de Fève, deux onces;
Poudre de Rofe rouge,
de Balaufte,
de Noix de Cyprès, de
chacune deux gros;
Safran, deux dragmes;

dans eau de Plantain & de Rofe, &
un peu de Vinaigre : ajoutez, fur la
fin, un Jaune d'œuf & un peu d'Huile
Rofat, & appliquez chaudement.

Ces moyens firent déſenfler la partie & appaiſèrent la douleur. L'excroiſſance diminua auſſi un peu, de ſorte que l'ongle qui étoit ſéparé de la chair, & que cette excroiſſance couvroit, commença à paroître ; & l'ayant coupé avec les ciſeaux & le ſcalpel, & ſaupoudré d'une poudre deſſicative, il appliqua deſſus l'emplâtre de diapalme, & il fut bientôt guéri : ce qui doit apprendre, dit-il, à connoître & étudier principalement la cauſe de ce mal.

Toutes les fois qu'il ſera tombé quelque choſe de peſant ſur les orteils, après avoir mis le pied dans l'eau froide, il faut appliquer ſur la partie une pâte compoſée de la manière ſuivante :

> ℞. Du Gland nouvellement cueilli & du Savon ; pilez le tout enſemble, en l'arroſant d'eau-de-vie, & l'appliquez.

Dans le cas d'un choc, comme je l'ai dit, lorſqu'il ſe détache des ſuperfluités qui prennent la forme pyramidale, & croiſſent au milieu de l'ongle avec effort & douleur, il n'y a pas de moyen plus certain de les guérir, que de les extraire avec un inſtrument.

C'eſt le plus commun des accidens qui arrivent aux ongles : on lui donne le nom de cor ſous l'ongle ; c'eſt le triomphe des Charlatans, parce que ces corps étrangers ſont aſſez faciles à extraire, & qu'auſſitôt qu'ils ſont extraits la douleur ceſſe, s'ils ſont bien emportés.

Il faut remarquer, comme je l'ai dit, que les ongles ſont environ quatre mois à ſe renouveler ; que ces corps étrangers ſe détachent de la racine de l'ongle & croiſſent deſſous en végétant, enſorte que ſouvent la douleur ne ſe fait ſentir qu'environ deux mois après le coup reçu, & qu'il eſt impoſſible de les extraire par l'extrémité de l'ongle, ſans couper dans la chair vive ; alors on eſt obligé de percer l'ongle à l'endroit de ce corps étranger, & de l'extraire par ce moyen, ce qui n'eſt aucunement douloureux : on remplit le trou fait à l'ongle avec de la charpie rapée, imbibée de quelque ſpiritueux.

Avec les précautions indiquées, on préviendra beaucoup d'incommodités, qui, légères en apparence, ne laiſſent pas d'être très-gênantes & douloureuſes, & l'on ſera ſûr de conſerver ſes ongles dans la meilleure forme poſſible.

CHAPITRE VII.

De la Toilette des Pieds.

Un Monarque éclairé, le Roi de Prusse régnant, instruit, par une expérience journalière, des accidens qui peuvent résulter de la fatigue des marches, a introduit dans ces dernières guerres une méthode dont il seroit à desirer que l'on fît également usage parmi nous. Ce Monarque avoit préposé dans ses armées, des Chirurgiens destinés à visiter les pieds des soldats, après & dans le cours même des marches, parce que le moindre échauffement occasionné par un fréquent froissement suffit pour ôter les forces à un soldat, & l'empêcher de remplir ses fonctions. Cette sage prévoyance de la part de ce Monarque, est un exemple de l'attention que chaque Capitaine devroit apporter dans sa compagnie, & de celle que toute personne quelconque devroit avoir. Les plus grandes incommodités de la vie, n'ont souvent pour principe qu'une négligence à les prévenir.

Le premier des soins que l'on doit apporter à la conservation de ses pieds, est de faire ensorte de ne point arrêter la circulation lymphatique par des chaussures gênantes.

En second lieu, de se tenir en garde contre les effets de la mal-propreté; car les personnes qui portent trop long-temps les mêmes chaussons & les mêmes bas, particulièrement ceux qui sont sujets à la sueur & qui marchent beaucoup, sont exposés à de fréquens échauffemens, occasionnés par la mal-propreté des chaussons ou des bas, dont le frottement devient venimeux & fait gercer la peau; d'où, quelquefois, il résulte une suppuration, si l'on n'a soin d'y remédier.

Le premier moyen de parer à cet inconvénient, est de changer souvent les chauſſons, & de ne point les laiſſer s'encraſſer ſur la peau.

Le ſecond, eſt d'avoir l'attention de ſe laver les pieds ſouvent; il n'eſt pas néceſſaire de les laiſſer tremper, mais les laver comme on lave les mains.

Le bain des pieds ſe prépare de la manière ſuivante. On fait chauffer une quantité ſuffiſante d'eau de rivière; quand elle eſt prête à bouillir, on y jette une bonne écuellée de ſon de froment; on paſſe le tout à travers une toile ou un tamis; on y ajoute autant d'eau froide qu'il eſt néceſſaire pour y pouvoir mettre les pieds, & l'on les y laiſſe environ demi-heure.

J'obſerverai que les perſonnes qui marchent beaucoup ne doivent point faire paſſer l'eau, parce que le ſon même aide beaucoup à décraſſer les jambes; & il faut qu'elle ſoit beaucoup moins chaude, parce qu'alors, ne dilatant pas autant la peau, elle ne rend pas les pieds ſi ſenſibles aux impreſſions du froid & de la fatigue.

J'obſerverai encore, que, comme je l'ai indiqué au Chapitre des Cors, il ne faut mettre ſes pieds dans l'eau qu'après s'être fait couper les cors, & laiſſer les ongles & les durillons à ſoigner au ſortir de l'eau, parce qu'alors on opère beaucoup plus avantageuſement.

Pluſieurs perſonnes, ſoit par un excès de propreté, ou pour ſe ſoulager de la douleur de leurs cors ou durillons, ſe mettent les pieds dans l'eau tous les jours ou tous les deux jours, eſpérant, ſans doute, que plus elles y reſteront, plus elles obtiendront de ſoulagement.

Mais il eſt facile de leur démontrer le contraire. En général, ſi ceux qui font uſage des bains n'ont une cauſe de mettre leurs pieds dans l'eau, & ſi cela ne leur eſt ordonné par leur Médecin, ils s'affoibliſſent beaucoup par cet uſage. En expulſant l'humide radical de la peau, qui entretient une certaine moiteur dans les parties calleuſes des cors ou des durillons, il en réſulte que ces parties ne ſont plus qu'un parchemin mouillé. Tant qu'elles ſont dans cet état, on obtient du ſoulagement ; mais lorſque les cors viennent à ſe deſſécher, ils entrent en contraction, & cauſent, par leur rétréciſſement, des tiraillemens très-douloureux dans les parties vives & charnues auxquelles ils ſont adhérens.

J'ai fait voir plus haut, que la ſéchereſſe & l'humidité étoient la cauſe de la ſenſibilité qu'occaſionnent les cors : à plus forte raiſon, ſi l'on ſe met les pieds dans l'eau, les douleurs augmenteront.

On peut ſubſtituer au bain des pieds, le ſoin de ſe les laver régulièrement tous les ſoirs en ſe couchant. On imbibe, pour cet effet, d'eau tiède, le coin d'une ſerviette, que l'on paſſe enſuite entre les doigts & derrière le talon. Cette opération faite, on eſſuie le tout avec un linge bien ſec. Alors la craſſe qui ſe fait journellement ſe trouve nettoyée.

Le matin en ſortant du lit, lorſque

les pieds ſont encore dans un état de moiteur, il faut les eſſuyer avec un linge bien chaud & bien ſec, enſuite on paſſe deſſus de l'eau-de-vie de lavande par infuſion ; mais, comme nombre de perſonnes n'aiment pas cette odeur, on peut lui ſubſtituer partie égale d'eau & d'eau-de-vie, à quoi on ajoute un peu d'eau de ſenteur.

J'ai conſeillé cette manière de ſoigner les pieds à des perſonnes très-ſujettes à la ſueur ; elles l'ont miſe en uſage, & elles ont été délivrées de cette incommodité, ſans que la ſuppreſſion leur ait cauſé aucun accident.

Au retour de la chaſſe, ou quand on a monté à cheval, avant de mettre d'autres chauſſures, il faut s'eſſuyer les pieds & les jambes avec des ſerviettes chaudes & ſèches, pour étancher la ſueur ; enſuite les arroſer avec l'eau indiquée. Les pores abſorbans pomperont à l'inſtant une partie de cette eau qui fortifiera beaucoup la peau.

En général les bains des pieds, dans lesquels il y a des odeurs, nuisent à la santé, & dans certains cas ils sont très-dangereux. Il ne faut en faire usage qu'avec précaution, sur-tout pour les femmes.

Il se fait des bains de pieds dans lesquels il entre des émolliens ou résolutifs; mais ils doivent être conseillés par les Médecins. Quoiqu'ils ne soient pas dangereux, ils pourroient le devenir s'ils n'étoient bien dirigés.

Il se fait pour les pieds des bains de propreté, qui réunissent tous les avantages possibles, sans courir aucun inconvénient. On délaie de la pâte d'amandes amères, sèche, avec de l'eau; l'on en fait une pâte liquide, dont on enduit les pieds & les jambes : on les met ensuite dans l'eau, & on les frotte avec la main; on les essuie bien avec des serviettes chaudes; on passe dessus de l'eau indiquée pour la toilette des pieds. Ce bain procure un grand bien à la peau.

Tout

Tout le ſoin des pieds ne conſiſte pas à les tenir dans un état de propreté, quoique cela y faſſe beaucoup; il faut encore ſoigner les ongles de la manière que je vais l'indiquer.

Les ongles, bien conformés, ſont faciles à ſoigner; après que les pieds ſont retirés de l'eau & eſſuyés, ce qui n'eſt pas abſolument néceſſaire (car on peut les couper ſans avoir mis les pieds dans l'eau), on doit les couper en rondeur, ſuivant la configuration des doigts, ſans qu'ils ſurpaſſent les chairs ni que les chairs les ſurpaſſent, parce qu'alors les chairs croiſſant par deſſus l'ongle, peuvent l'envelopper, le défigurer, & cauſer par la ſuite des douleurs très-ſenſibles. Il faut couper ainſi les ongles, afin qu'ils ne piquent point, & cependant ne pas les couper trop avant, parce que toutes les fois que l'on rafraîchit un ongle, on porte ſa croiſſance de ce côté, & qu'il y auroit à craindre qu'ils ne pénétraſſent dans les chairs.

Il faut couper & détacher la ſurpeau qui borde la racine de l'ongle, & prendre garde en la détachant d'endommager ſes racines. On nettoie ſous les ongles, & généralement tous les environs de l'ongle ; on le diminue un peu en le ratiſſant dans ſa partie extérieure, & l'on fait ſur-tout attention à ce que rien ne pique ou n'accroche dans ſon extrémité, ou dans ſes parties latérales.

La mauvaiſe conformation des ongles ne provient ſouvent que de la manière de les couper, ou de les conduire; toutes les fois que l'on rafraîchit un ongle avec des ciſeaux, ou avec un inſtrument tranchant, on porte ſa croiſſance de ce côté, comme je viens de le dire : c'eſt donc à l'Opérateur à diriger cette croiſſance pour diminuer la difformité.

Quand un ongle eſt fort épais, mais bien conſtitué, c'eſt un des moindres vices de conformation. Il ne faut pas, parce qu'il eſt gênant dans les chauſſures, le diminuer avec l'inſtrument tranchant. Cette manière d'opérer découvre & tranche obliquement les lames ou couches extérieures de l'ongle, & leur accroiſſement ſe porte alors dans toute la partie retranchée qui ſe trouve comme avivée dans cette manière de les traiter.

Dans ce cas, il eſt bien plus avantageux de les diminuer avec du verre en ratiſſant. Il eſt vrai que cela demande de la patience; mais l'opération eſt bien mieux faite, parce que le duvet rebouche à l'inſtant les pores, & porte l'ongle à croître en longueur.

Ce n'eſt pas, cependant, que ſi un ongle étoit tellement défiguré, qu'il fallût employer un temps conſidérable à le diminuer, & que l'on ne pût le faire également, je veuille défendre de lui donner une bonne forme avec l'inſtrument; au contraire: mais dans la ſuite, pour les ſoigner, il vaudroit mieux le limer ou le ratiſſer, que de l'arranger avec l'inſtrument tranchant.

CHAPITRE VIII.

De la manière dont on doit ſe chauſſer, & de quelques moyens employés pour ſoulager les pieds.

ON doit apporter les plus grandes attentions à tout ce qui peut contraindre & gêner les pieds, puiſque tous les accidens ne ſont cauſés que par la gêne des chauſſures. C'eſt ce qui me fait entrer dans les détails ſur la manière dont on doit ſe chauſſer, parce que ceux qui ſont aſſez ſoigneux, pourront éviter ces accidens.

Il faut en général porter des chauſſures aiſées, ſouples & légères pour ôter aux pieds tous les inconvéniens poſſibles dans le marcher, & cette attention doit particulièrement s'exécuter dans la jeuneſſe.

Il faut toute la dextérité dont les femmes ſont ſuſceptibles, pour ſe ſervir utilement de leur chaussure. Ce qu'il y a de certain, c'est qu'elles changent totalement la souplesse & la délicatesse du mouvement de leurs orteils, qu'elles marchent toujours en chancelant, & que souvent la hauteur de leurs talons leur jette tellement les genoux en devant, que si elles gagnent un peu de hauteur, elles en perdent davantage de l'autre côté, & s'exposent à tous les accidens dont les pieds peuvent être affectés, cette marche étant contre nature.

Il ne faut pas cependant imaginer que la chaussure des femmes puisse être regardée comme une chose de convention. Certainement une femme en souliers plats a mauvaise grace; mais il y a une certaine hauteur de talon, & une manière de donner de la grace aux chaussures des femmes, qui sied bien à toutes celles qui en font usage, & qui, en leur conservant tout l'avantage, les met à l'abri de la plus grande partie des accidens qui les affectent aux pieds.

Pour cet effet, il faut commander des chaussures, de manière que, depuis l'extrémité du talon, jusqu'au milieu de la plante du pied, elles soient absolument pareilles à la ligne de terre, & ensuite leur donner la pente. Par ce moyen le pied sera pour ainsi dire arrêté à la voussure naturelle de la plante du pied. Dans ces chaussures, les orteils ne seront que peu ou point gênés. Le tout consistera à marcher avec un certain équilibre, dont le point d'appui sera au milieu de la plante du pied : ce qui n'est pas difficile.

Les jeunes gens doivent porter des chaussures, dont l'empeigne & la semelle soient exactement souples, & des talons de cuir ou de liège, couverts, éviter les talons de bois, parce qu'ils font éprouver une commotion continuelle dans le marcher de vitesse.

Les personnes d'un certain âge doivent porter des semelles de la moyenne épaisseur, & des empeignes de quelque étoffe douce, tel que le caſtor, le daim, ou autre; des talons de bois garnis de deux bouts de cuir au deſſous.

L'utilité de ces chauſſures eſt d'éviter, au moyen de la ſemelle de réſiſtance, les frottemens qui pourroient arriver aux orteils en marchant, ce qui, dans un certain âge, devient très-douloureux, & l'empeigne, légère & douce, leur procurera la liberté des circulations.

Ceux qui ſont curieux d'être chauſſés bien juſtes, doivent avoir l'attention de commander leur chauſſure, pour l'été, plus grande que celle pour l'hiver; car, par la ſéchereſſe de cette ſaiſon, les peaux dont ſont compoſées les chauſſures, ſe retirent, & par la chaleur, le ſang étant plus raréfié, & ſe portant volontiers aux pieds, ils ſe trouveroient fort gênés ſans cette attention.

On doit faire porter aux enfans de l'un & l'autre ſexe, des chauſſures dont l'empeigne ſoit extrêmement douce, ſans patons ni cuir fort au derrière du talon, parce que les enfans n'ont d'autre occupation que de ſortir les pieds de leur chauſſure. Ils briſent, par ce moyen, tous ces cuirs de réſiſtance, & lorſqu'ils ſont rompus, par contre-coup, ils leur cauſent de la difformité aux pieds.

Il faut que l'empeigne de leur chauſſure, quoique douce, ait aſſez de réſiſtance pour leur maintenir le pied & le bien emboîter, afin qu'ils ne puiſſent le retirer avec facilité. L'on doit prendre garde ſur-tout de ne point gêner les circulations.

On fait paſſer trop vite les jeunes Demoiſelles, des ſouliers plats aux ſouliers à talons hauts. On cède ſouvent à leur importunité, ſans faire attention que la délicateſſe de leurs pieds les expoſe à être difformes, toute la vie, par ces chauſſures.

Les ſouliers plats vont bien aux jeunes Demoiſelles, & l'on doit apporter toute l'attention poſſible à la manière dont elles contiennent leurs pieds, lorſqu'on leur donne des souliers à talons. Ce dernier parti une fois pris, il ne faut plus leur faire porter, tantôt des souliers plats, & tantôt des souliers à talons. Puisqu'il est d'usage de leur briser les pieds à cette chaussure, il faut le faire par gradation. Je desirerois que l'on n'arrivât que par degrés à la hauteur totale que l'on donne aux chaussures des jeunes Demoiselles, & que l'on mît trois ou quatre ans de distance entre le premier & le dernier degré.

Les bas de laine occasionnent des frottemens qui peuvent excorier la peau. La preuve en résulte de ce qu'ils sont un des moyens que l'on met en usage pour épiler les jambes; ainsi je conseille de porter dessous des bas de fil ou des chaussons.

Les chaussons tricotés sont préférables aux chaussons de toiles, dont les coutures sont grossièrement faites. Il s'en fait cependant de toile à point noués, dont on apperçoit à peine les coutures;

alors je les préfère à ceux tricotés, parce que la toile procure beaucoup de bien à la peau, en étanchant la ſueur, ce que ne fait pas toujours le tricot.

Ceux qui ſont dans l'uſage de chauſſer pluſieurs paires de bas, doivent avoir l'attention de les retourner à l'envers, juſqu'au talon, avant de les mettre, enſuite de chauſſer le pied & de les relever le long de la jambe.

Cette précaution ne ſeroit pas abſolument néceſſaire pour la première paire; mais il n'en eſt pas ainſi des autres; car, en les chauſſant tout ſimplement à l'endroit, ſi l'on a des chauſſons, ou une première paire de bas, cette première paire ſe retire vers le genou, de même qu'en mettant un habit, les manches de la chemiſe remontent vers le coude, ſi l'on n'y fait attention. Dans ce cas, les doigts du pied ſe trouvent dans une telle gêne, que les ongles étant comprimés, ſont dans la néceſſité de ſe recoquiller, & fatiguent beaucoup les chairs voiſines.

Malgré toutes les attentions que l'on peut prendre à ſoigner ou à faire ſoigner ſes pieds, il arrive quelquefois que des chauſſures, ou la marche continuelle, particulièrement dans l'été, produiſent des échauffemens dans les parties comprimées, ſouvent même des écorchures; ce qui peut auſſi provenir d'une ſueur âcre & abondante, qui excorie l'épiderme de la peau : voici ce que l'on doit faire pour y remédier.

℞. Huile Roſat deux onces, un jaune d'œuf frais; broyez enſemble dans un mortier de plomb, juſqu'à ce que le tout ait acquis une conſiſtance de pommade, en mettre ſur un linge & envelopper le pied, réitérer pendant quelques jours. L'effet eſt très-ſalutaire.

Quelquefois auſſi les ſueurs & la continuité de compreſſion des chauſſures occaſionnent une chaleur exceſſive à la plante du pied, & des douleurs ſi aiguës, que ſouvent elles empêchent le ſommeil. Dans ce cas, il faut prendre :

Feuille de Sureau une poignée, autant de fleurs, une égale portion de Sel commun, en faire une décoction, dans laquelle on fera tremper les pieds, & après les avoir retirés, on appliquera deſſus le cataplaſme ſuivant.

De la mouſſe verte qui ſe tient à fleur d'eau, ou celle qui s'amaſſe autour des bateaux : fricaſſez cette mouſſe avec de la graiſſe de porc ; appliquez-la ſous la plante du pied, il en réſultera une guériſon radicale.

Lorſqu'on a coupé ſes ongles trop près de la chair, il arrive, ſur-tout à celle des pieds, que les chairs ſe bourſoufflent par deſſus l'ongle, & ſe meurtriſſent, d'où réſulte une inflammation & une douleur exceſſive ; ſouvent même elles ſont entamées juſqu'au vif : on peut alors y appliquer un morceau de poumon de porc, qui dissipera promptement la douleur & l'inflammation.

Le même remède peut s'employer pour toutes les écorchures ou échauffemens qui surviennent aux pieds.

CONCLUSION.

Si les intentions droites & la vérité sont faites pour mériter le suffrage du Public, en lui indiquant des moyens de soulagement qu'il ne connoissoit pas, je crois le mériter à ce titre ; c'est à quoi j'ai toujours borné mon attention : ce sont ces vues qui m'ont engagé à composer cet Ouvrage. J'aurois desiré m'étendre davantage ; mais j'ai cru que, pour accréditer un état naissant, il valoit mieux indiquer des moyens simples & à la portée de tout le monde, que d'en rendre le choix embarrassant. Je desire que mon Ouvrage fournisse matière à ceux qui, comme moi, voudront être utiles à l'humanité, & je verrai avec le plus ſenſible plaiſir des perſonnes embraſſer l'état de ſoigner les pieds, & gagner la confiance du Public, juſqu'ici leurrée par les promeſſes des Charlatans, qui ſe ſont arrogé depuis long temps le droit de débiter des remèdes, ſouvent plus nuiſibles que ſalutaires.

FIN.

TABLE DES MATIERES.

Fin de la Table des matières.

APPROBATION.

J'AI lu, par ordre de Monſeigneur le Garde des Sceaux, un manuſcrit intitulé : *L'Art de ſoigner les Pieds, contenant un Traité ſur les Cors, Durillons, &c. par M.* LAFOREST, *Chirurgien Pédicure du Roi & de la Famille Royale.* Cet Ouvrage m'a paru très-utile & digne de l'impreſſion. A Paris, ce 25 octobre 1780.

MACQUER.

PRIVILÈGE DU ROI.

LOUIS, PAR LA GRACE DE DIEU, ROI DE FRANCE ET DE NAVARRE : A nos amés & féaux Conſeillers, les Gens tenans nos Cours de Parlement, Maîtres des Requêtes ordinaires de notre Hôtel, Grand-Conſeil, Prévôt de Paris, Baillifs, Sénéchaux, leurs Lieutenans Civils, & autres nos Juſticiers qu'il appartiendra : SALUT. Notre amé le ſieur LAFOREST, notre *Chirurgien Pédicure & de la Famille Royale*, Nous a fait expoſer qu'il deſireroit faire imprimer & donner au Public un Ouvrage de ſa compoſition, intitulé *: l'Art de ſoigner les Pieds*, s'il Nous plaiſoit lui accorder nos Lettres de Permiſſion pour ce néceſſaires. A CES CAUSES, voulant favorablement traiter l'Expoſant, Nous lui avons permis & permettons par ces Préſentes, de faire imprimer ledit ouvrage autant de fois que bon lui ſemblera, &

de le faire vendre & débiter par-tout notre Royaume, pendant le temps de cinq années consécutives, à compter du jour de la date des Présentes. FAISONS défenses à tous Imprimeurs, Libraires, & autres personnes de quelque qualité & condition qu'elles soient, d'en introduire d'impression étrangère dans aucun lieu de notre obéissance. A la charge que ces Présentes seront enregistrées tout au long sur le Registre de la Communauté des Imprimeurs & Libraires de Paris, dans trois mois de la date d'icelles; que l'impression dudit ouvrage sera faite dans notre Royaume & non ailleurs, en bon papier & beaux caractères; que l'Impétrant se conformera en tout aux Réglemens de la Librairie, & notamment à celui du 10 avril 1725, & à l'Arrêt de notre Conseil du 30 août 1777, à peine de déchéance de la présente Permission: qu'avant de l'exposer en vente, le manuscrit qui aura servi de copie à l'impression dudit ouvrage, sera remis, dans le même état où l'Approbation y aura été donnée, ès mains de notre très-cher & féal Chevalier Garde des Sceaux de France, le sieur HUE DE MIROMENIL; qu'il en sera ensuite remis deux exemplaires dans notre Bibliothèque publique, un dans celle de notre château du Louvre, un dans celle de notre très-cher & féal Chevalier Chancelier de France le sieur DE MAUPEOU, & un dans celle dudit sieur HUE DE MIROMENIL: le tout à peine de nullité des Présentes; du contenu desquelles vous mandons & enjoignons de faire jouir ledit Exposant & ses ayans-causes, pleinement & paisiblement, sans souffrir qu'il lui soit fait aucun trouble ou empêchement. VOULONS qu'à la copie des

Présentes, qui sera imprimée tout au long au commencement ou à la fin dudit ouvrage, foi soit ajoutée comme à l'original. COMMANDONS au premier notre Huissier ou Sergent sur ce requis, de faire pour l'exécution d'icelles tous Actes requis & nécessaires, sans demander autre permission, & nonobstant clameur de Haro, Charte Normande, & Lettres à ce contraires: Car tel notre est plaisir. Donné à Paris le septième jour du mois de février l'an de grace mil sept cent quatre-vingt-un, & de notre règne le septième. Par le Roi en son Conseil.

LEBEGUE.

Registré sur le Registre XXI de la Chambre Royale & Syndicale des Libraires & Imprimeurs de Paris, n°. 2260, fol. 449, conformément aux dispositions énoncées dans la présente Permission, & à la charge de remettre à ladite Chambre les huit exemplaires prescrits par l'article CVIII du Réglement de 1723. A Paris, le 13 février 1781.

LECLERC, Syndic.

Imprimé en France
FROC011536010720
24395FR00017B/379

9 782329 422466